●［　］内に用語などを書き込んだり、図に色をつけたりすることによって、正しい知識、疾患の名称、看護の流れなどが理解できるようになります。

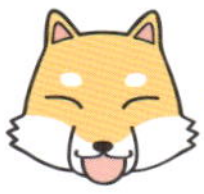

あなたが日々学んだことや考えたこともどんどん書き込んで、あなただけの「循環器看護ノート」を完成させましょう！

●QR コードを読み取ることで、検査動画の視聴や資料編「循環器で使われる略語」のダウンロードができます。

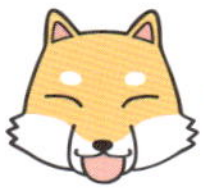

Web コンテンツも活用して、より理解を深めましょう

●あなたが困ったときや悩んだときなどに力づけてくれる、先輩看護師からのアドバイスや励ましの声を掲載しました。

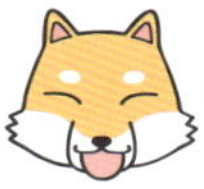

あなた自身がだれかに教えるときにも、きっと役立ちます

●巻末の解答編（別冊）には、解答編のほかに、さらに深く学びたいこと・知っておくと役立つ内容を「プラスα」として掲載しました。

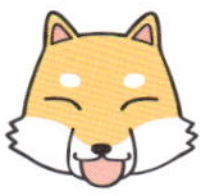

施設によって、技術的なこと、用語や略語の呼び方などは異なることがあるので、分からないことは先輩に聞いてみましょう

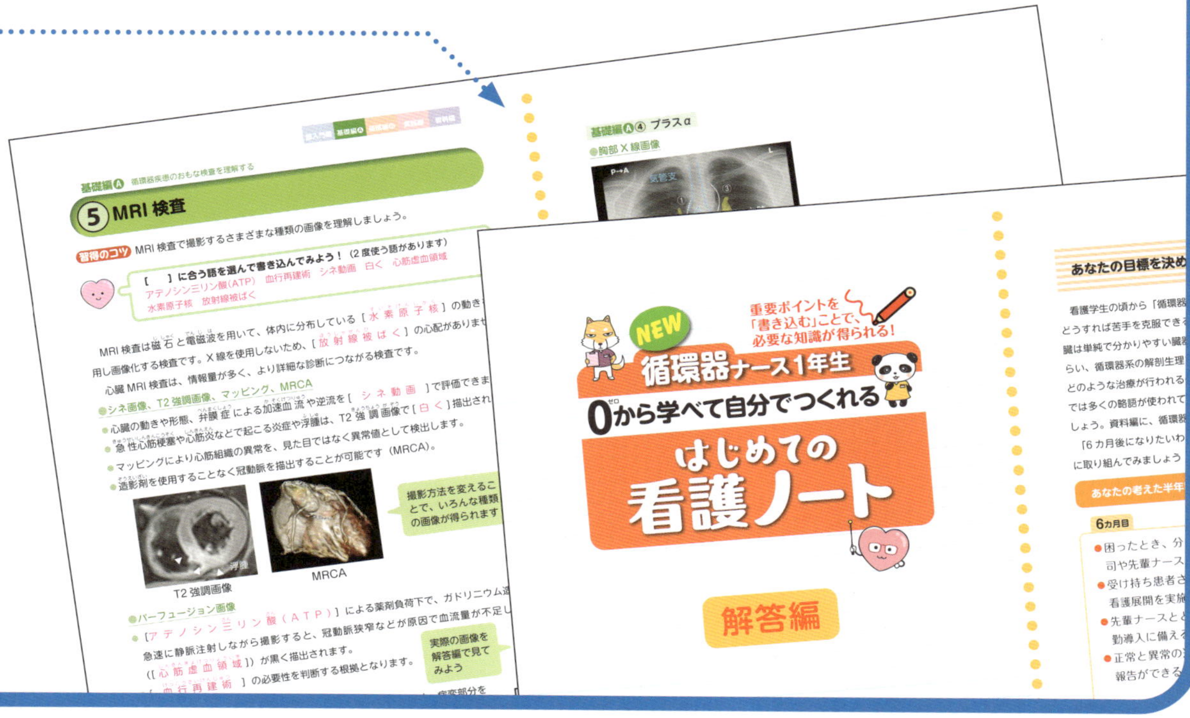

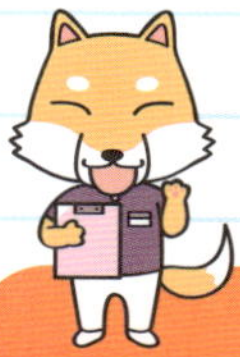

NEW

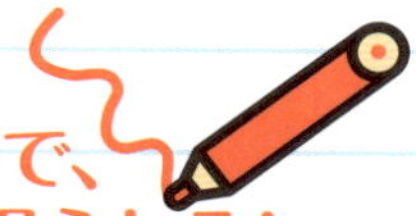

重要ポイントを
「書き込む」ことで、
必要な知識が得られる！

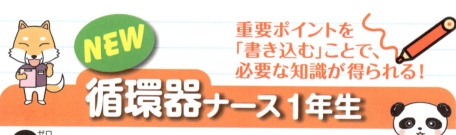

循環器ナース1年生 0《ゼロ》から学べて自分でつくれる はじめての看護ノート

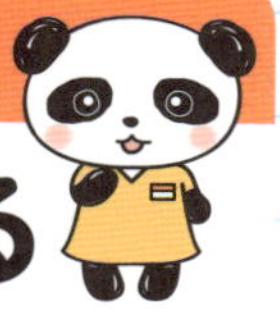

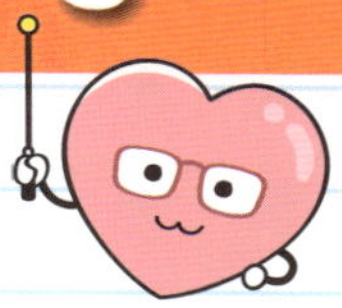

監修　北村 英樹　名古屋ハートセンター 副院長／心臓血管外科 部長

編集　前田 靖子　名古屋ハートセンター 教育担当アドバイザー

MC メディカ出版

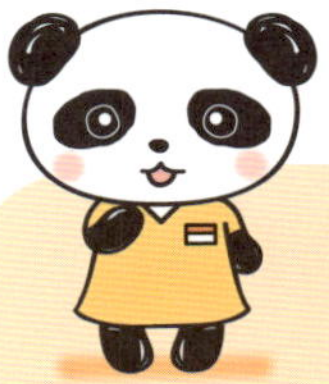

はじめて循環器看護を学ぶあなたへ

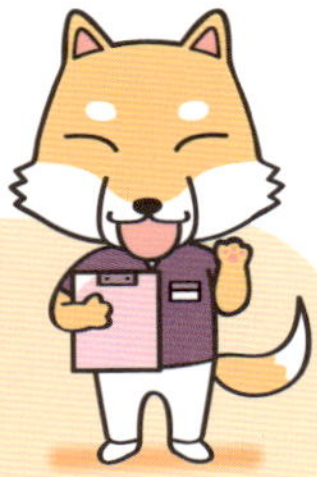

皆さんは、“循環器”という言葉からどんなことを思い浮かべますか？

カッコいい・命を助ける・責任感が強そう、など、ポジティブイメージもあると思いますが、逆に、怖そう・大変そう・難しそう、など、どちらかというとネガティブなイメージを持っている方も多いのではないでしょうか。

確かに、循環器は“心臓”という、命の根源をつかさどる臓器を扱いますので、ちょっとしたことで命に直結することもあり得ますし、刻一刻と状態が変化する疾患が多いです。医療を提供するのも看護するのも、生半可な気持ちではなかなか太刀打ちできない、難しい分野であることは間違いありません。しかし、だからこそ、“心臓”に病を抱えた患者さんの力になれたときの喜びは、患者さん・医療従事者ともに格別なものになるのです。生死をさまよっている患者さんを救命できたときの喜びや興奮・充実感は、生涯胸に刻まれることでしょう。

難しそう、複雑そう、と思っている方も多いかと思いますが、実は心臓は比較的単純な臓器です。構造や仕組み、病態が分かってしまえば、さまざまな病気がとても頭に入りやすいですし、治療も非常にダイレクトで直感的なものがほとんどなため、理解しやすいのです。

この本では、“心臓”という臓器の基本のきから一緒に学べるようになっています。そこから派生する検査法や疾患も、“心臓”そのものが分かるようになっているので、非常に覚えやすくなるよう構成されています。また、実臨床で学んださまざまなことや、先輩や同僚、他の医療従事者などから学んだ、いろんなことを書き込めるようになっています。どんどん自分自身で思ったことや学んだことを書き込んでいき、あなただけのオリジナルな「世界に一冊の教科書」にしてください。そしてこの本で学んだことをもとに患者さんをよく診て、患者さんからもたくさん学んでください！

この本が、皆さんが学んで成長する一助になれば幸いです。

2025 年 1 月

名古屋ハートセンター 副院長／心臓血管外科 部長
北村 英樹

あなたの目標を決めてチャレンジしてみよう！

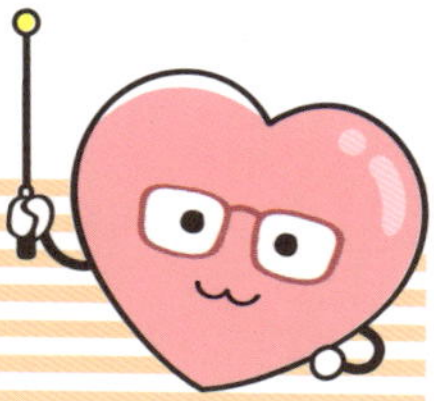

看護学生の頃から「循環器看護は苦手だ」と感じており、循環器病棟に配属になったときに、どうすれば苦手を克服できるか思い悩みました。そんなとき、循環器の医師から、「案外、心臓は単純で分かりやすい臓器だから、解剖生理から勉強してみるとよいよ」とアドバイスをもらい、循環器系の解剖生理を復習してみると、病態が理解できました。病態が理解できると、どのような治療が行われるのか興味がわき、さらに、循環器領域の看護がみえてきます。臨床では多くの略語が使われているので、最初は先輩や医師の話が分からずとまどうこともあるでしょう。資料編に、循環器領域でよく使われる代表的な略語をまとめています。

「6カ月後になりたいわたし」を目標に、少しずつ、コツコツと、自分のペースで自己学習に取り組んでみましょう！

あなたの考えた半年間の目標を書き込んでみましょう！

6カ月目

聞き慣れない機械音や先輩や他職種の動きなどの職場環境に慣れることからはじめましょう！
「患者さんのためにできることを１つでも増やしたい」という気持ちが学びのきっかけになります。

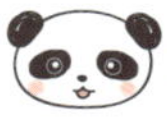

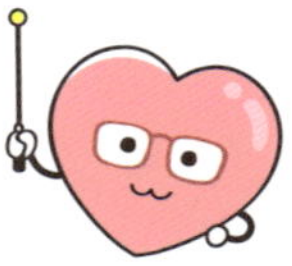

もくじ

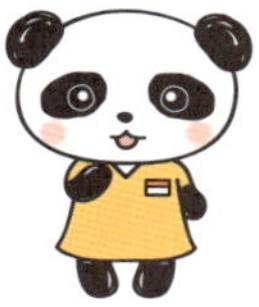

執筆者一覧

監修

北村英樹　名古屋ハートセンター 副院長／心臓血管外科 部長

編集

前田靖子　名古屋ハートセンター 教育担当アドバイザー／特定行為研修責任者／集中ケア認定看護師
［あなたの目標を決めてチャレンジしてみましょう！］　資料編

執筆者（執筆順）

小中野和也　名古屋ハートセンター 診療看護師　超入門編　実践編 1

竹下純平　名古屋ハートセンター 臨床検査技師　基礎編Ⓐ 1〜3

森田理史　名古屋ハートセンター 診療放射線技師　基礎編Ⓐ 4〜5

梶浦 涼　岐阜ハートセンター 診療放射線技師　基礎編Ⓐ 6

市川実奈　名古屋ハートセンター インターベンションエキスパートナース　基礎編Ⓐ 7　実践編 14〜15

大津浩太　豊橋ハートセンター 診療看護師　基礎編Ⓑ 1〜2　実践編 2〜4・21〜22

鈴木拓郎　名古屋ハートセンター 診療看護師　基礎編Ⓑ 3〜8

鶴ヶ崎達朗　豊橋ハートセンター 診療看護師　基礎編Ⓑ 9〜11　実践編 13

宮野真里也　豊橋ハートセンター 診療看護師　基礎編Ⓑ 12〜16

曲 丹丹　名古屋ハートセンター 診療看護師　実践編 5〜8

今 あつみ　名古屋ハートセンター 診療看護師　実践編 9〜12・20

野間唱子　名古屋ハートセンター 心不全認定看護師　実践編 16〜19

小島未完　名古屋ハートセンター 臨床工学技士　実践編 23〜25

超入門編　循環器の解剖生理を理解する

① 心臓の構造

習得のコツ 解剖は循環器の基本です。イラストを描きながら覚えましょう。

[　　]に合う語を選んで書き込んでみよう！

右室　右房　冠静脈洞　左室　左房　三尖弁　心室中隔　僧帽弁　大動脈
大動脈弁　肺静脈　肺動脈　肺動脈弁

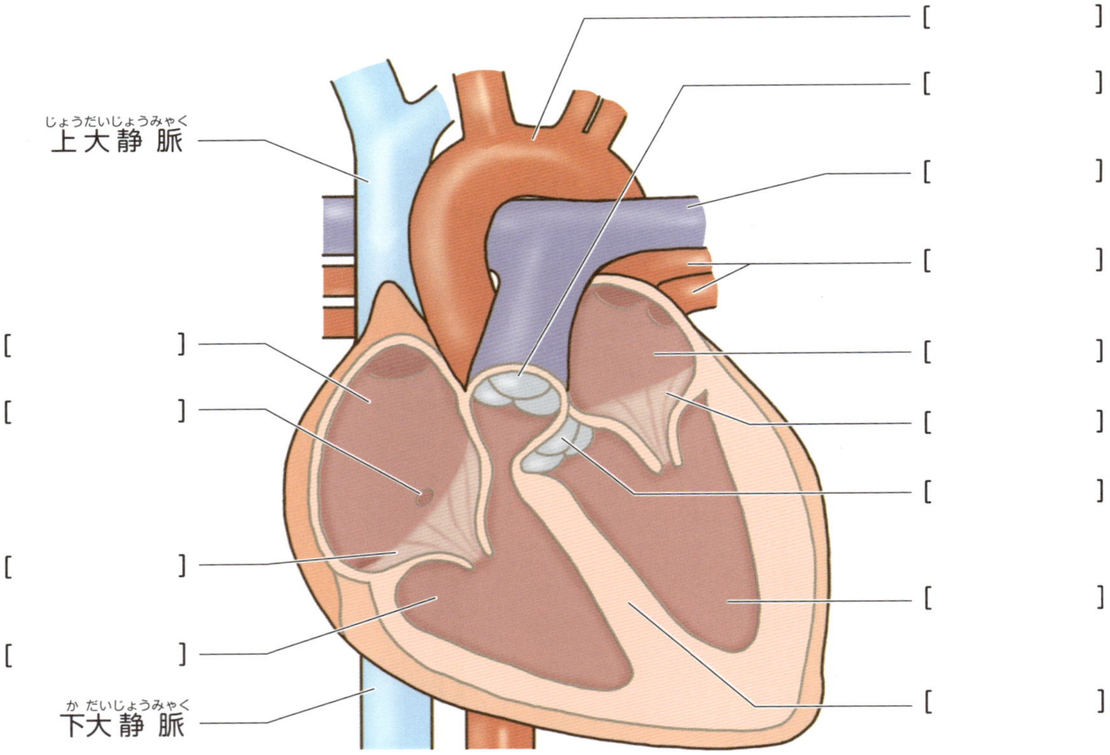

上の図に、動脈血の流れを赤色の矢印（➡）で、
静脈血の流れを青色の矢印（➡）で書き込んでみよう！

左室壁の厚さは、右室壁の約3倍と
いわれています

現場では略語や英語が使われることが多いです。一緒に覚えましょう。

② 血液循環（体循環・肺循環・脳循環）

習得のコツ 血液の流れを理解しておくと応用できます。

［　　］に合う語を選んで書き込んでみよう！
体循環　脳循環　肺循環　肺静脈　肺動脈

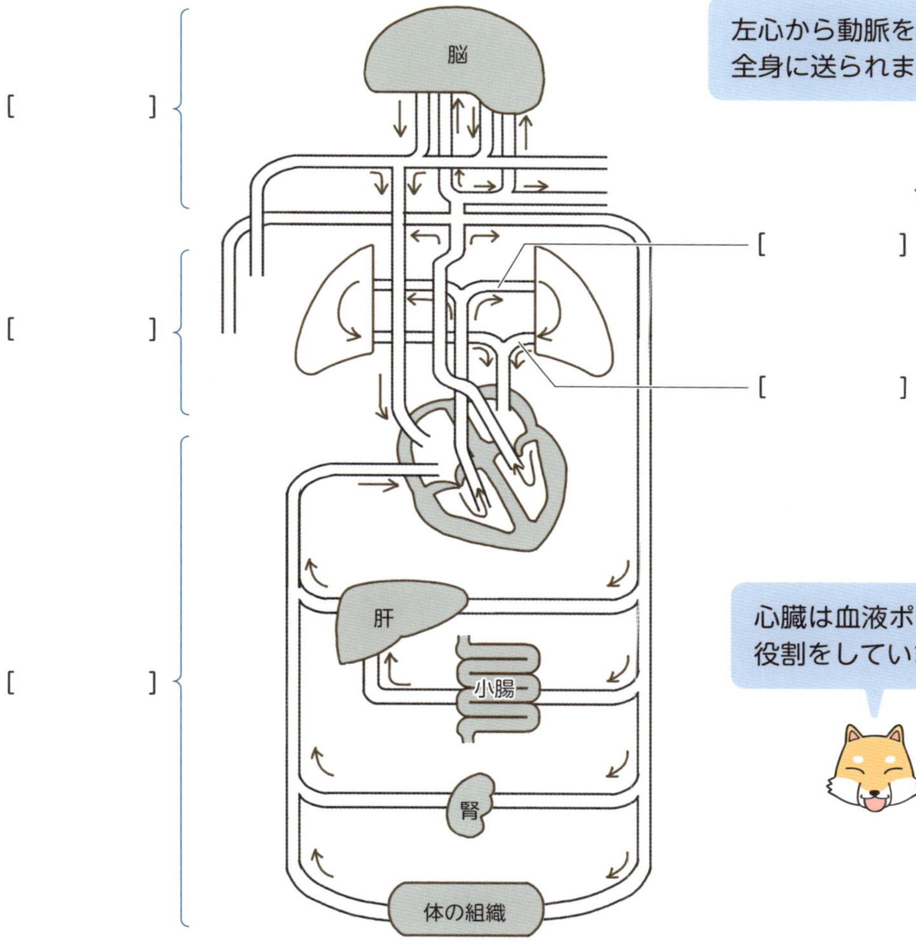

左心から動脈を通って全身に送られます

心臓は血液ポンプの役割をしています

静脈血が流れるところを青色（　）で、動脈血が流れるところを赤色（　）で、色塗りしてみよう！

③ 心臓への血液供給（冠動脈）

習得のコツ 冠動脈の走行や血流の支配領域を知ることが大事です。

[　]に合う語を選んで書き込んでみよう！
右室　右房　左室　左房　左冠動脈(LCA)　左冠動脈回旋枝(LCX)
左冠動脈主管部(LMT)　左冠動脈前下行枝(LAD)　右冠動脈(RCA)

冠動脈の入り口は
大動脈弁の直上にあります

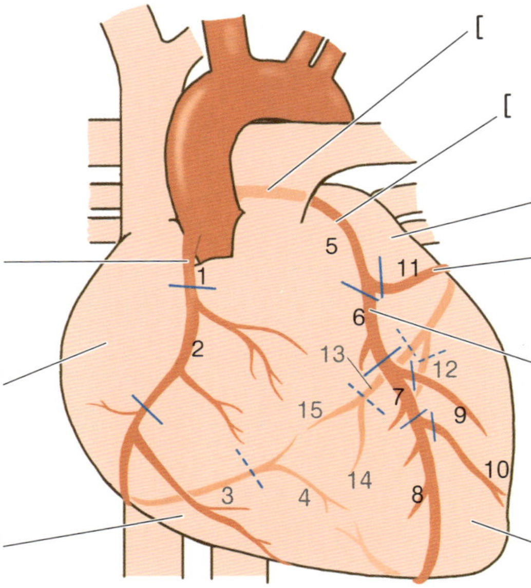

冠動脈は心室・心房などの部屋の間を走行します

冠動脈の番号と略語を覚えましょう。
- 右冠動脈：RCA 1-4
- 左冠動脈前下行枝：LAD 6-10
- 左冠動脈：LCA（LMT 5）
- 左冠動脈回旋枝：LCX 11-15

心臓の表面を王冠のように覆って、心臓の筋肉に酸素と栄養を運ぶ大事な血管です。

④刺激伝導系

習得のコツ 心電図波形との関連をみながら学習しましょう。

［　　］に合う語を選んで書き込んでみよう！（2度使う語があります）
右脚　左脚　自動能　洞結節　ヒス束　プルキンエ線維　房室結節

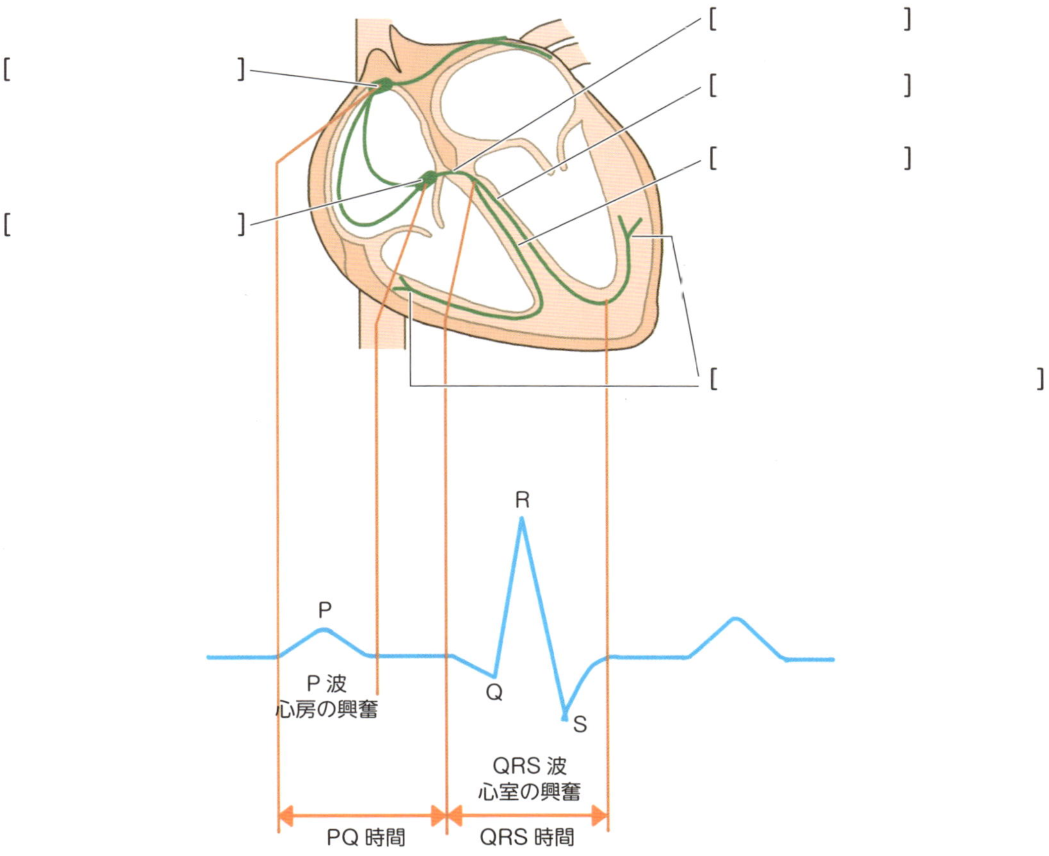

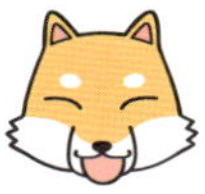

- 右房上部の［　　　　］から心室へと一気に興奮を伝える特殊な筋肉の道筋を刺激伝導系《しげきでんどうけい》といい、心筋全体に伝えられます。
- 刺激伝導系は［　　　　］を持っているので、どこからの指示がなくても刺激を出し続けることができます。

超入門編　循環器の解剖生理を理解する

⑤ 全身の血管（動脈系）

習得のコツ 動脈は心臓から組織に酸素や栄養を運ぶ血管です。

[　　] に合う語を選んで書き込んでみよう！

外頸動脈　外腸骨動脈　下行大動脈　下腸間膜動脈　後脛骨動脈　膝窩動脈
尺骨動脈　上行大動脈　総腸骨動脈　足背動脈　大腿動脈　橈骨動脈　内腸骨動脈
左鎖骨下動脈　左総頸動脈　腹腔動脈　右鎖骨下動脈　右総頸動脈　腕頭動脈

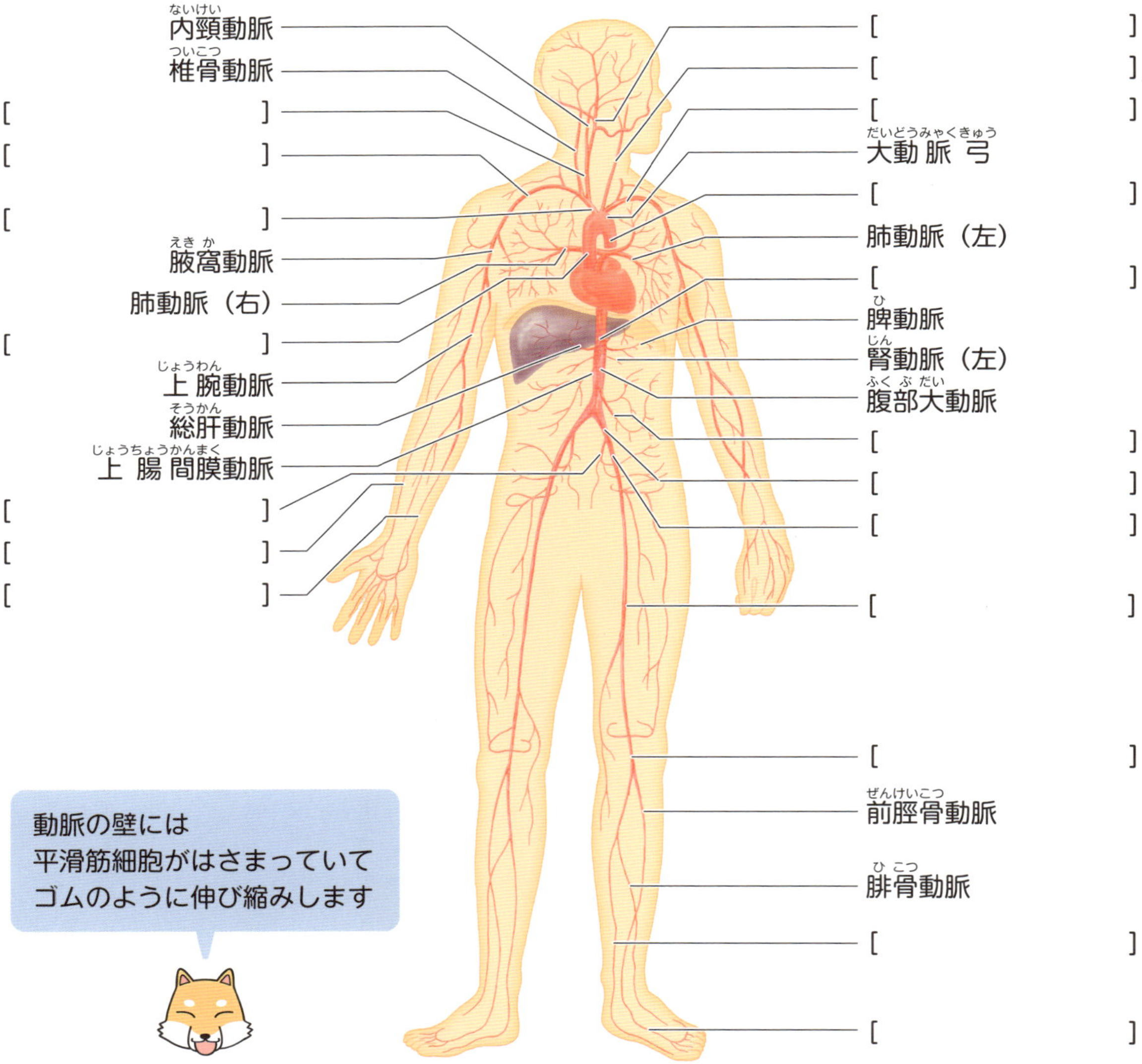

動脈の壁には
平滑筋細胞がはさまっていて
ゴムのように伸び縮みします

主要な動脈を理解しておくと、合併症などのアセスメントにつながるので、頑張って覚えましょう。

⑥ 全身の血管（静脈系）

習得のコツ 体の組織から心臓に戻る血液を運ぶ血管です。

[　　] に合う語を選んで書き込んでみよう！

外頸静脈　下大静脈　鎖骨下静脈（右）膝窩静脈　尺側皮静脈　上大静脈
小伏在静脈　総腸骨静脈　大伏在静脈　肺静脈（左）　肺静脈（右）　椎骨静脈
内頸静脈　腕頭静脈（右）

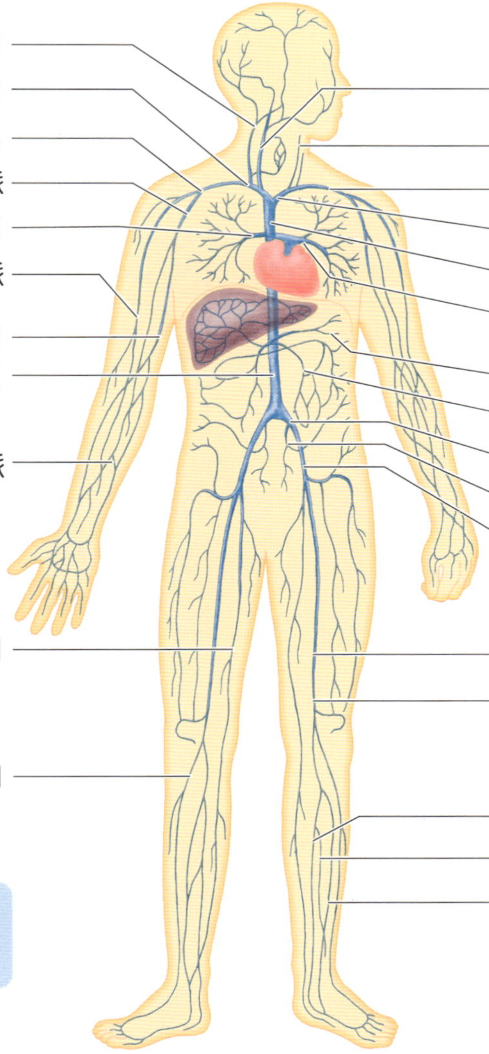

同じ名前の動脈の
横を通っています

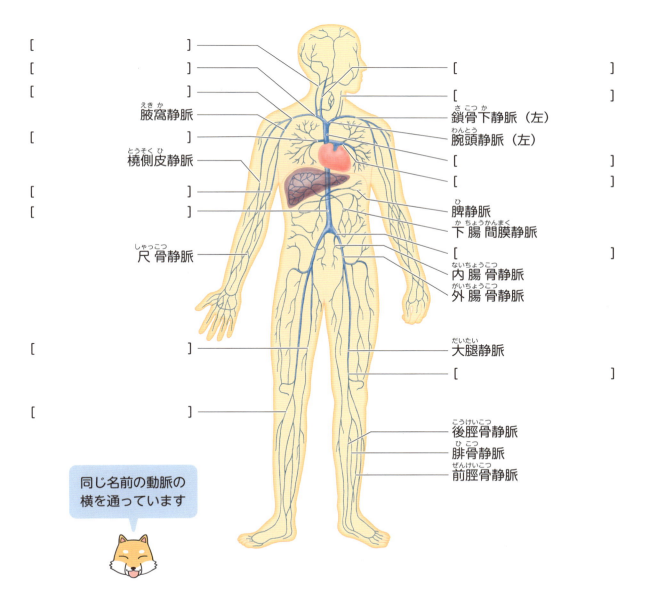

① 12 誘導心電図検査

習得のコツ 心電図判読には、心電図の基礎の習得が重要です。

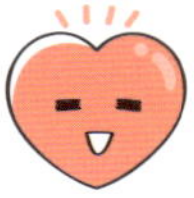

［　　］に合う語を選んで書き込んでみよう！

赤　黄　胸部誘導　黒　四肢誘導　上下　心筋の電気的興奮　水平　緑

1 心電図の誘導と電極の位置

心電図とは［　　　　　　　　　　　　］を時間的変化として記録したものです。12 誘導心電図では、左半分の 6 誘導が［　　　　　　］（Ⅰ・Ⅱ・Ⅲ・aV_R・aV_L・aV_F）と呼ばれ、右半分は［　　　　　　］（V1・V2・V3・V4・V5・V6）と呼ばれます。

12 誘導心電図の正常波形を解答編で見てみよう

●四肢誘導

四肢誘導は左右の手足につけた 4 つの電極により、［　　　　］方向から見た心臓の電気の流れを記録した波形です。

- 右手［　　］色
- 左手［　　］色
- 右足［　　］色
- 左足［　　］色

電極の位置と色は決まっています 語呂で覚えましょう

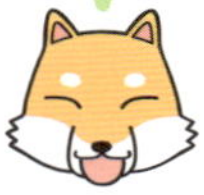

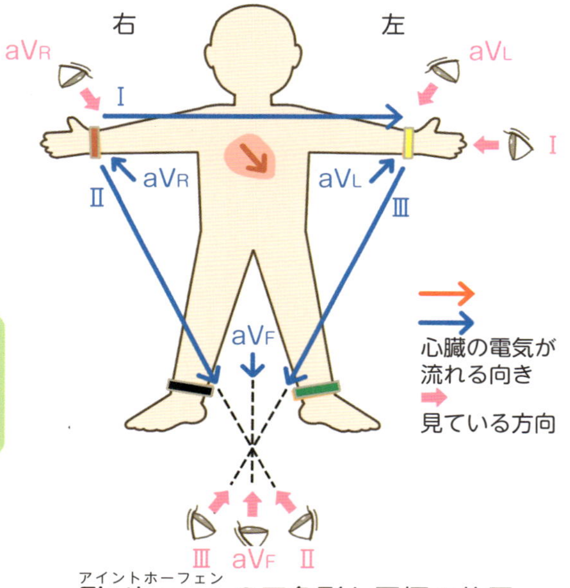

Einthoven《アイントホーフェン》の三角形と電極の位置

●胸部誘導

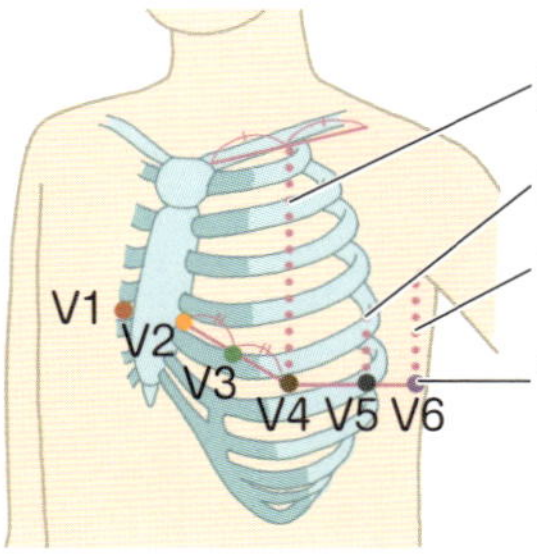

鎖骨中線
前腋窩線
中腋窩線
V4 と同じ高さ
V1
V2
V3
V4 V5 V6

胸部につけた 6 つの電極により、［　　　　］方向から見た心臓の流れを記録した波形です。電極を貼り付けた位置の心臓の電位変化を反映します。

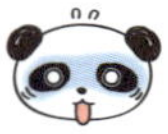

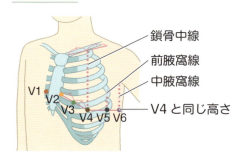

Ⅰ誘導の波形が逆転していたら、まずは左右の電極のつけ間違いがないか確認しましょう。

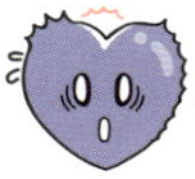

[　　] に合う語を選んで書き込んでみよう！

50回/分　60回/分　100回/分　P　Q　QRS　R　S　T　上向き　徐脈
心室の興奮　心室の興奮が終了し回復　心房の興奮　頻脈

2 基本の波形

P 波	[　　　　　　　　] 時に生じる波形
QRS 波	[　　　　　　　　] 時に生じる波形
T 波	[　　　　　　　　　　　　] する波形

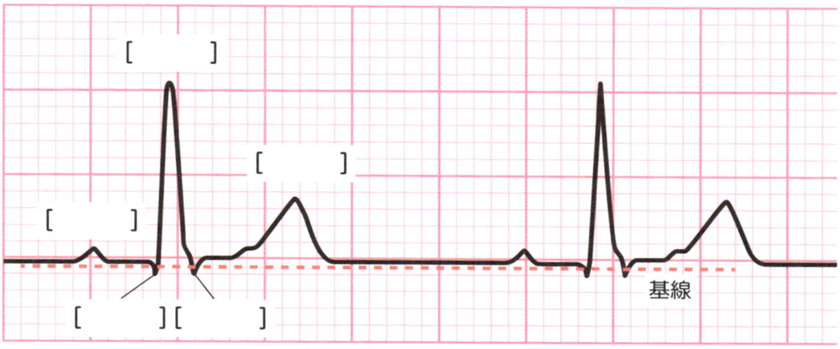

心電図の基本の波形です。山なりになっている部分を「波」と呼び、それぞれに名前があります。この波から、心房と心室が興奮するタイミングが分かります。

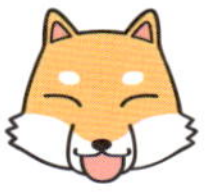

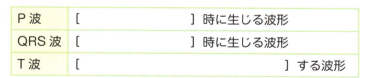

正常な心電図のポイント

- P 波と [　　　　] 波は 1 ： 1 で等間隔で並ぶ
- 第Ⅰ誘導、第Ⅱ誘導では P 波、R 波が [　　　　　]
- 正常な心拍数は [　　　　　] 以上 [　　　　　] 未満
- 心拍数 50 回 / 分未満は [　　　　]、100 回 / 分以上は [　　　　]

3 心拍数の求め方

RR 間隔（QRS 波と QRS 波の間）の間にマスが何個あるか数えて、マスの数で 300 を割りましょう。

「300 ÷（マスの数）＝心拍数」で、右の波形の心拍数は [　　　　　　] です。

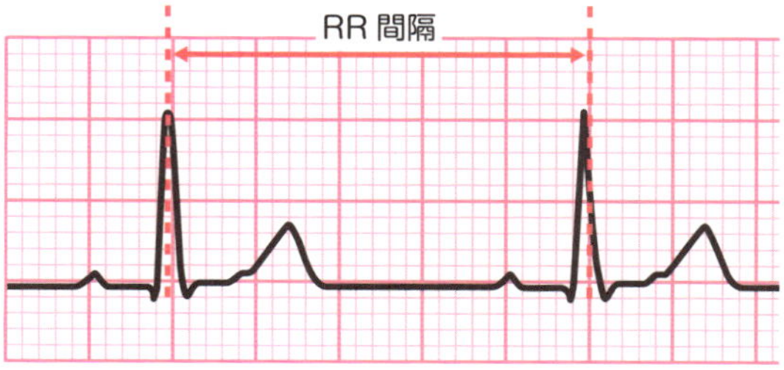

② 運動負荷心電図検査とホルター心電図検査

習得のコツ 心電図検査にはさまざまな種類があります。検査の種類と目的を理解しましょう。

[　　] に合う語を選んで書き込んでみよう！

CM5　NASA　エルゴメーター　冠動脈　清拭　電極　トレッドミル　不整脈　マスター２階段試験

1 運動負荷心電図

運動により心臓に負荷をかけ、[　　　　　　] 疾患や [　　　　　　] の診断・治療効果判定に用いられます。検査には絶対禁忌《きんき》と相対禁忌の条件があり、事前の確認が必須です。

条件は日本循環器学会『慢性冠動脈疾患診断ガイドライン（2018 年改訂版）』で確認しましょう

負荷の種類	方法	医師の立会
[　　　　　　]	負荷前・負荷後の心電図を記録します	原則必要
[　　　　　　]	●検査中全ての心電図を記録します ●血圧の測定を行います	必須
[　　　　　　]		

2 ホルター心電図

日常生活での心電図を長時間記録する検査です。症状（めまい、動悸《どうき》、胸痛《きょうつう》など）に伴う心電図の変化が分かります。最近では 24 時間心電図以外に、1 週間、2 週間と 24 時間以上記録可能な機器もあります。装着中は、一部生活に制限がつく場合があります。

●主な電極の装着位置（24 時間心電図の場合）

誘導名	[　　　　　　]		[　　　　　　]	
類似誘導	V1 または aV_F	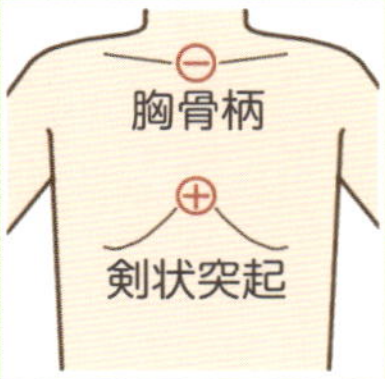胸骨柄 剣状突起	V5	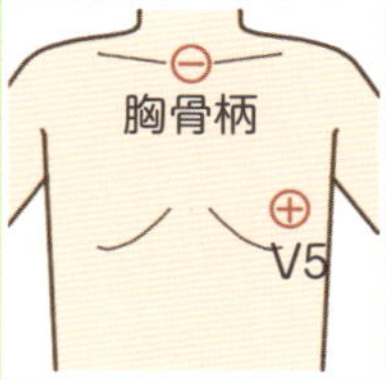胸骨柄 V5
長所	●P 波が見やすい		●波形が大きい ●ST 変化が分かりやすい	
短所	●体位・個人差により波形変化が大きい		●偽性 ST 低下が見られやすい	

目的に応じて電極位置を変更します

きれいな波形を記録するポイント

- [　　　　] を正しい位置に装着
- 皮膚の前処理：アルコールなどを用いての電極装着面の [　　　　]、場合によっては剃毛《ていもう》

アーチファクトが多い心電図では正しい解析ができません。
きれいな波形を記録するポイントに気をつけましょう。

③ 心エコー・経食道心エコー検査

習得のコツ 心エコーを理解するため、基本断面と解剖を理解しましょう。

[　　] に合う語を選んで書き込んでみよう！
経胸壁心エコー　心窩部　心尖部四腔　食道　ドプラ効果　傍胸骨左縁長軸

1 心エコー検査

　心エコー検査とは、一般的に [　　　　　　　　　] 検査のことをいいます（体の外側から検査します）。超音波を使用して、心臓の動き・構造、弁の動き、血流の状態などを評価し、心筋梗塞、弁膜症、心筋症、心不全、先天性心疾患などを診断します。

　メリットは、体に傷をつけず、リアルタイムで繰り返し、心臓を観察できることです。

　[　　　　　　] （カラードプラ、連続波ドプラ、パルスドプラ）を用いて、弁膜症や血行動態（EF〔左室駆出率〕や肺高血圧の有無）を評価します。

2 経食道心エコー検査

　超音波を [　　　　] 内から心臓に当てて行う検査です。食道と心臓は隣接しているので、経胸壁心エコー検査より鮮明な画像が得られます。最近では検査だけではなく、弁膜症のカテーテル治療中にも使用されています。

口から食道へプローブを入れて体の内側から心臓を見ます

正常像と異なる違和感に注目しましょう。

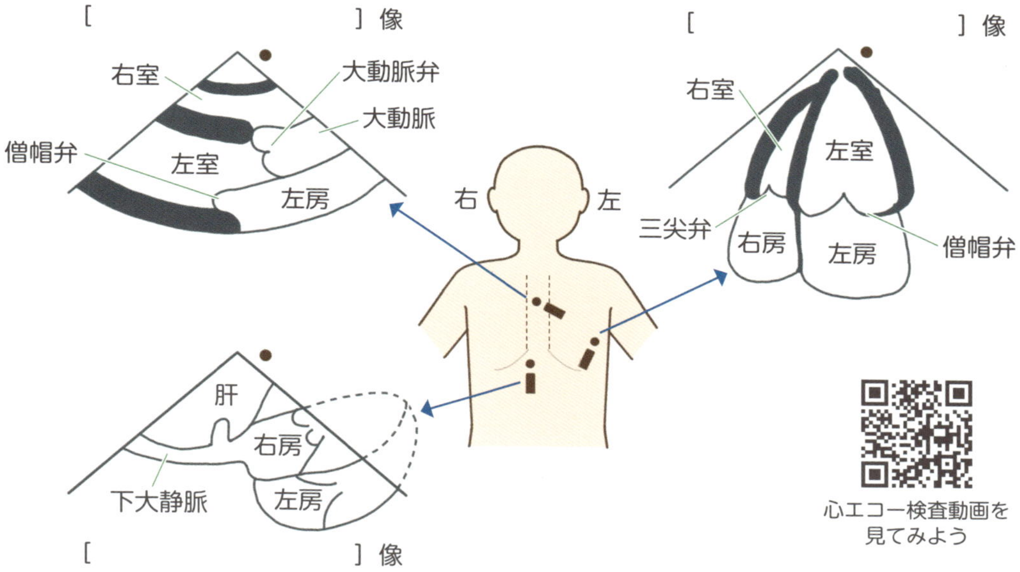

④ 胸部X線検査と血管エコー検査

習得のコツ 画像検査を理解して、検査結果を見てみましょう。

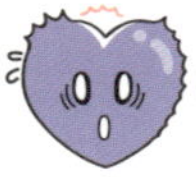

[　] に合う語を選んで書き込んでみよう！（使わない語もあります）
50　80　PSV　鋭角　カラー表示　逆流　胸郭の幅　狭心症　黒く　白く
心臓の幅　心不全　超音波　ドプラ血流波形　鈍角　放射線　モザイク血流

1 胸部X線検査

心臓や肺、骨、血管など、胸部の内部構造の異常を見つけることができます。X線が吸収された度合いによって白黒の濃淡が表現され、空気は [　　　　]、心臓、肺血管、骨などは [　　　　] 写ります。

- [　　　　] では心臓の拡大やうっ血による肺血管陰影の増強、胸水などがみられます。
- 心胸郭比（CTR）とは心臓の大きさの指標とされ、[　　　] ％以上で拡大が疑われます。
  CTR（％）＝ [　　　　　] ／ [　　　　　] ×100
- 肋横隔膜角（C-P Angle）は胸水があると [　　　　] になります。
- 急性心不全では肺水腫となり強い肺血管陰影の増強がみられます（butterfly shadow）。

①右第一弓：上大静脈
②右第二弓：右房
③左第一弓：大動脈
④左第二弓：肺動脈
⑤左第三弓：左心耳、左房
⑥左第四弓：左室

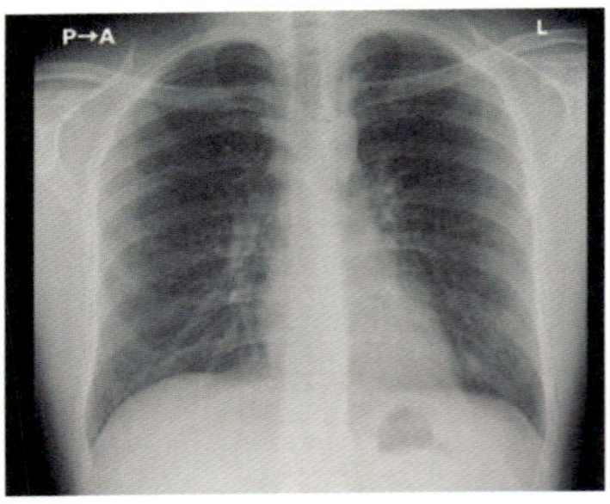

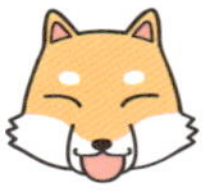

①〜⑥の位置を解答編で確認してみよう！

2 血管エコー検査

[　　　　] を利用して、血管の構造と血流の状態をリアルタイムで観察する検査です。動脈硬化症による血管の性状変化と狭窄や閉塞の評価、静脈の血栓の有無や逆流を調べて静脈血栓症や静脈瘤の診断に用いられます。

血管エコー検査画像を解答編で見てみよう

- カラードプラ法は血流の速度と方向を広い視野で [　　　　　　] することができます。
  血管が狭窄すると血流速度が上昇し [　　　　　　] が見られます。収縮期最大血流速度 [　　　　] などを計測し、狭窄度を評価します。
- パルスドプラ法では任意の場所の [　　　　　　　] から血流速度などを計測できます。

過去に撮影した画像と比較すると変化が分かるようになります。

⑤ MRI 検査

習得のコツ MRI 検査で撮影するさまざまな種類の画像を理解しましょう。

[　　] に合う語を選んで書き込んでみよう！（2度使う語があります）
アデノシン三リン酸（ATP）　血行再建術　シネ動画　白く　心筋虚血領域
水素原子核　放射線被ばく

　MRI 検査は磁石と電磁波を用いて、体内に分布している［　　　　　］の動きを利用し画像化する検査です。X 線を使用しないため、［　　　　　　　］の心配がありません。
　心臓 MRI 検査は、情報量が多く、より詳細な診断につながる検査です。

● **シネ画像、T2 強調画像、マッピング、MRCA**
- 心臓の動きや形態、弁膜症による加速血流や逆流を［　　　　　　］で評価できます。
- 急性心筋梗塞や心筋炎などで起こる炎症や浮腫は、T2 強調画像で［　　　　］描出されます。
- マッピングにより心筋組織の異常を、見た目ではなく異常値として検出します。
- 造影剤を使用することなく冠動脈を描出することが可能です（MRCA）。

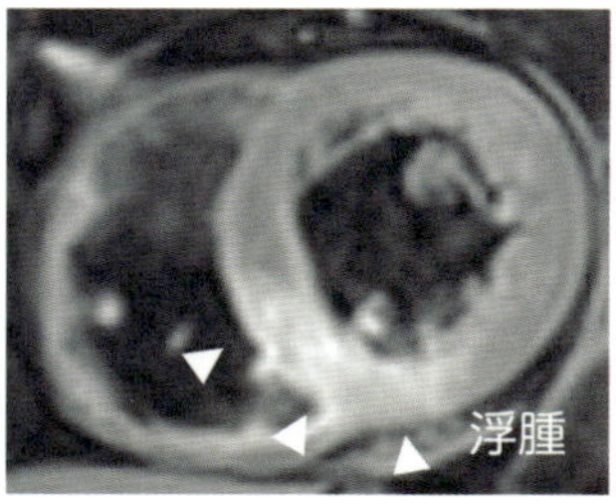

T2 強調画像

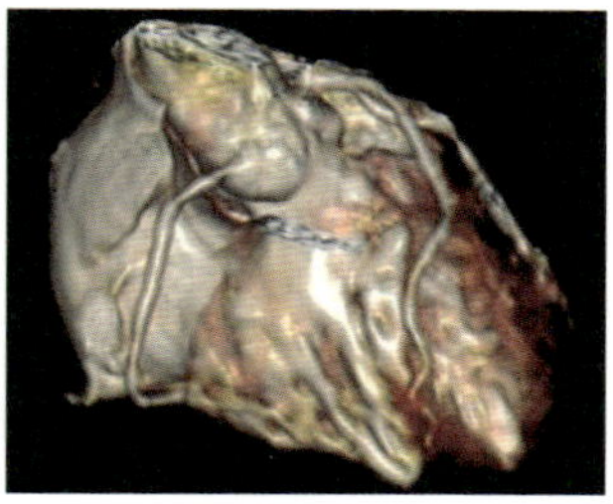

MRCA

撮影方法を変えることで、いろんな種類の画像が得られます

● **パーフュージョン画像**
- ［　　　　　　　　　　　　　　　　］による薬剤負荷下で、ガドリニウム造影剤を急速に静脈注射しながら撮影すると、冠動脈狭窄などが原因で血流量が不足した領域（［　　　　　　　　］）が黒く描出されます。
- ［　　　　　　　　　　］の必要性を判断する根拠となります。

● **遅延造影画像**
- 心筋障害により増加した細胞外液腔には造影剤が分布するため、病変部分を［　　　　　］描出することができます。
- 各種心筋症の鑑別や重症度を評価します。

実際の画像を解答編で見てみよう

いろんな MRI 画像を動画でも見てみよう

MRI 画像は難しいですが、読影できるようになると楽しいですよ。

⑥ 冠動脈CT検査と心臓核医学検査

習得のコツ　正常な画像を繰り返し見ることで、異常な部分に気づくことができます。

[　]に合う語を選んで書き込んでみよう！
運動負荷　カフェイン制限　起始異常　狭窄　虚血　欠損　梗塞　集積　腎機能
造影剤　相対評価　大動脈解離　補液　薬物負荷　ラジオアイソトープ（RI）

1 冠動脈CT検査

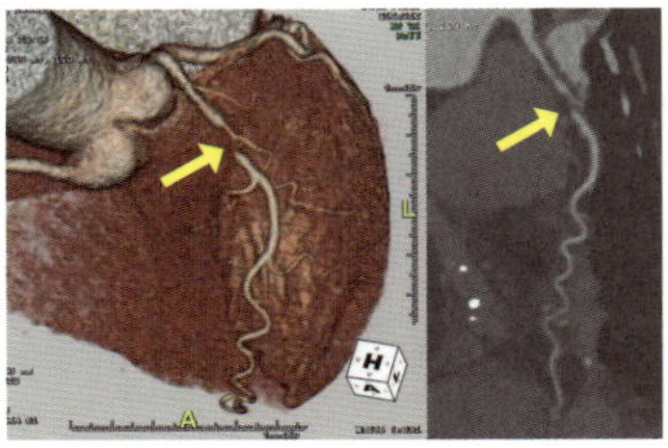

- 放射線を体に当てて、輪切りの画像を撮影する検査です。
- 冠動脈に色を付けるために［　　　　］を使用します。
　［　　　　］の低下した患者の場合、より腎機能が悪化する可能性があります。そのため、必要に応じて［　　　　］を行うことがあります。
- 3次元で画像を作ることができ、観察したい方向を自由に決めることができます。
- 冠動脈の細い・狭いなどの［　　　　］があるかどうかだけでなく、［　　　　］などの解剖学的異常を評価することができます。

左前下行枝の狭窄例

単冠動脈の画像を解答編で見てみよう

2 心臓核医学検査（負荷心筋血流シンチグラフィ）

　心臓に特異的に集まる放射性医薬品［　　　　　　　　］を静脈注射して、心臓に［　　　　］したところを、カメラで撮影する検査です。正常な心筋細胞にはRIが取り込まれますが、血流の低下した異常心筋にはRIが取り込まれず、画像が［　　　　］します。これを利用し、負荷時と安静時で画像を比べる［　　　　］を行うことで、心筋の［　　　　］や［　　　　］した領域を調べます。

●負荷の方法

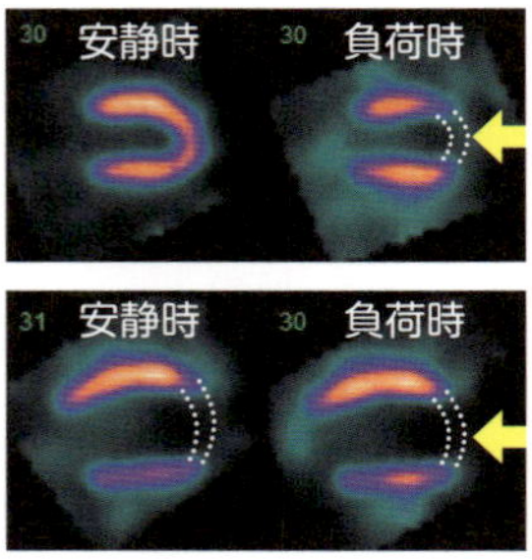

①アデノシン三リン酸を静脈注射して血流量を増やす［　　　　］では、アデノシン三リン酸の効果が弱くなってしまうため、検査前の［　　　　　　　］が必須です。

②エルゴメーターやトレッドミルによる［　　　　］は、大動脈瘤や［　　　　　］の患者では禁忌となり、足腰が弱いと十分な負荷をかけることができません。

虚血

梗塞

正しく検査を行うには、準備が大切です。検査の意味をしっかりと理解しましょう。

⑦ 心臓カテーテル検査

習得のコツ 右心カテ、左心カテ、EPS、それぞれの検査の違いを理解しながら学習しよう。

［　］に合う語を選んで書き込んでみよう！
右室圧（RVP）　右房圧（RAP）　静脈　スワンガンツカテーテル検査
造影剤アレルギー　動脈　肺動脈圧（PAP）　肺動脈楔入圧（PCWP）　不整脈

それぞれの穿刺部から直径2mm弱ほどのシースを血管に挿入し、シースを入口として、カテーテルを心臓まで進めて行う検査です。左心カテーテルは［　　　］から、右心カテーテル・電気生理学的検査は［　　　］から挿入します。
　心臓カテーテル検査の合併症として、造影剤使用による［　　　　］、心臓へのカテーテルの刺激などによる［　　　］の出現や血管損傷に注意が必要です。

1 右心カテーテル検査

右心系の機能を調べます。心不全や先天性心疾患が疑われる患者へ行われます。代表的な検査として［　　　　　　］があり、先端にバルーンがついたカテーテル用いて、心内圧、心拍出量（CO）、酸素飽和度などを測定します。

●心内圧…カテーテルを引き抜きながら測定します。

●心拍出量（CO）…熱希釈法という0℃の冷水をカテーテル注入部から急速注入することにより、カテーテル先端部での温度の変化を感知して測定します。

●酸素飽和度…心内の各部位において採血をして、シャントの有無を調べます。

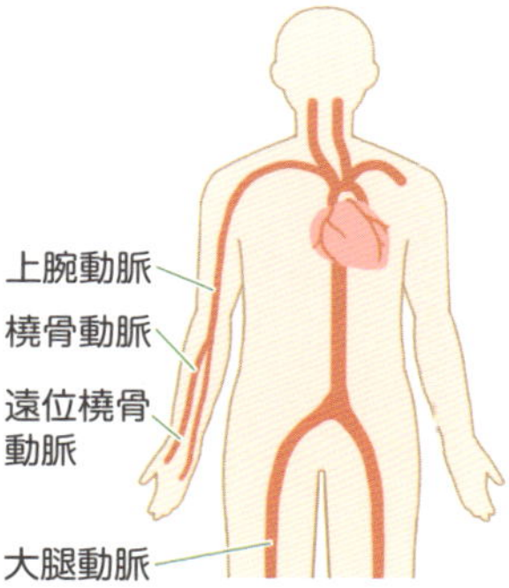

左心カテーテル穿刺部位／右心カテーテル穿刺部位

右心カテーテル検査にはほかに右室造影、肺動脈造影などの検査もあります

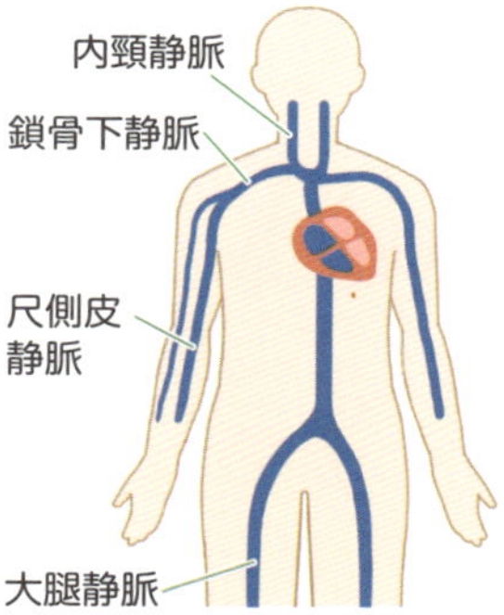

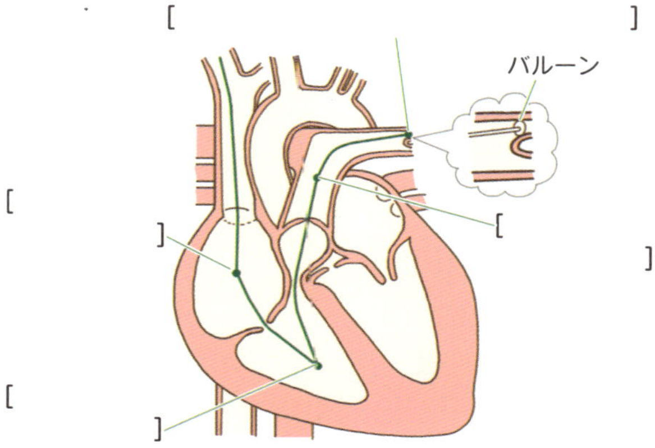

心内圧の測定項目と位置

心臓カテーテル検査が分かると、循環器ナースとしてもレベルアップです。

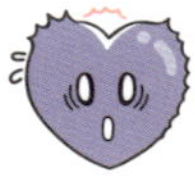

［　　］に合う語を選んで書き込んでみよう！
アブレーション　血流予備量比　冠攣縮　造影剤　左回旋枝（LCX）
左前下行枝（LAD）　ピッグカテーテル　右冠動脈（RCA）

2 左心カテーテル検査

高圧な動脈血の流れと逆方向にカテーテルを進めるため、右心カテーテルより侵襲度が高い検査です

●冠動脈造影（CAG）

右冠動脈《みぎかんどうみゃく》と左冠動脈へ［　　　　　］を流して狭窄《きょうさく》や閉塞《へいそく》があるかどうかを調べる検査です。狭心症《きょうしんしょう》や心筋梗塞《しんきんこうそく》が疑われる患者に行われ、基本的には75%以上（左主幹部《ひだりしゅかんぶ》は50%以上）が有意《ゆうい》狭窄とされます。狭窄がどれくらい重度であるかを調べるために、［　　　　　　　］（FFR）の計測を行う場合があります。正常値を1.0とし、狭窄があればあるほど値は低下していき、0.80（または0.75）以下であれば有意狭窄とされ、治療の対象となります。

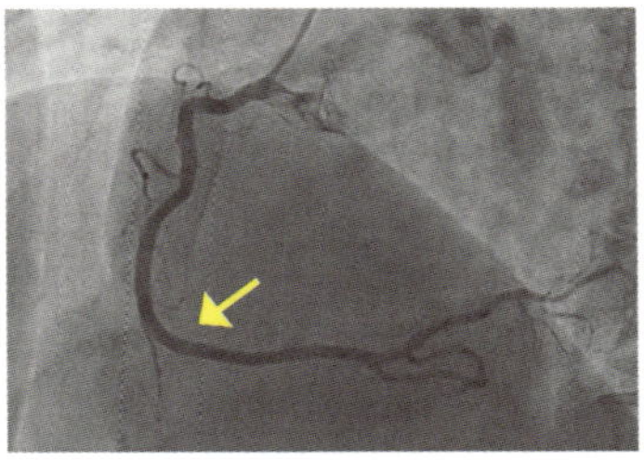

［　　　　　　　　　　］

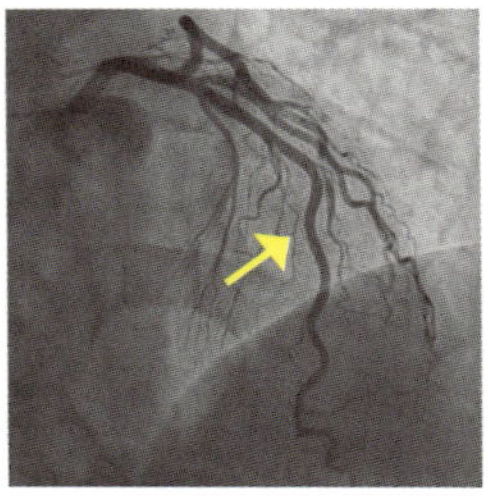

［　　　　　　　　　　］

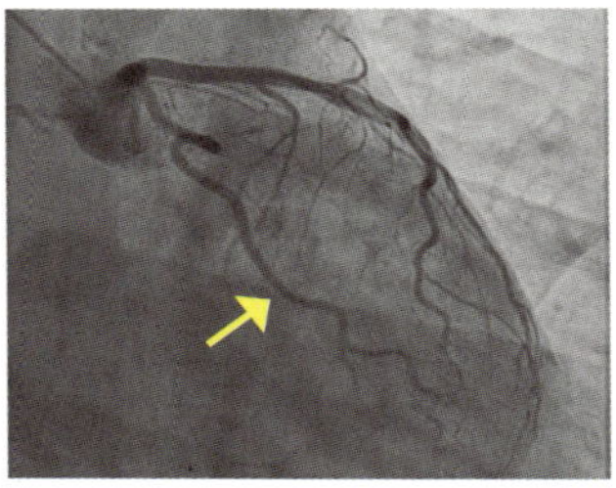

［　　　　　　　　　　］

矢印が示す血管の名前を書きましょう

●冠攣縮薬物誘発負荷試験《かんれんしゅくやくぶつゆうはつふかしけん》

アセチルコリンまたはエルゴメトリンを冠動脈へ投与し、［　　　　　　］を誘発して、冠攣縮性狭心症の有無を調べる検査です。

●左室造影検査（LVG）

先端が丸みを帯びた［　　　　　　　　　　　　］を左室内に挿入し、左室の形態や壁運動《へきうんどう》のようす、壁の厚さ、容積、僧帽弁逆流症《そうぼうべんぎゃくりゅうしょう》などの評価を行う検査です。

30～40mLの造影剤を一気に注入して撮影を行います。

左室造影検査の動画を見てみよう

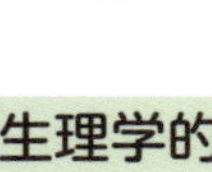

左心カテーテル検査には、他にも冠動脈バイパス手術後にグラフトの狭窄がないか調べるバイパス造影もあります

3 電気生理学的検査（EPS）

電極カテーテルという心臓内の電位を測定するカテーテルを挿入し、不整脈をより詳しく調べる検査です。［　　　　　　　　　　］治療を必要とする患者に行われることが多いです。

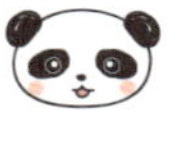

検査中は患者さんが安心できるような声掛けをして寄り添いましょう。

① 血管疾患　大動脈瘤

習得のコツ 好発部位や治療の違いをしっかり覚えましょう。

[　　] に合う語を選んで書き込んでみよう！

圧迫　局所麻酔　虚血　人工血管　ステントグラフト　全身麻酔　無症状　瘤の破裂

●**病 態**…大動脈の一部が拡大した状態で、直径が正常径の 1.5 倍（胸部で 45 mm、腹部で 30 mm）以上に拡大した場合をいいます。

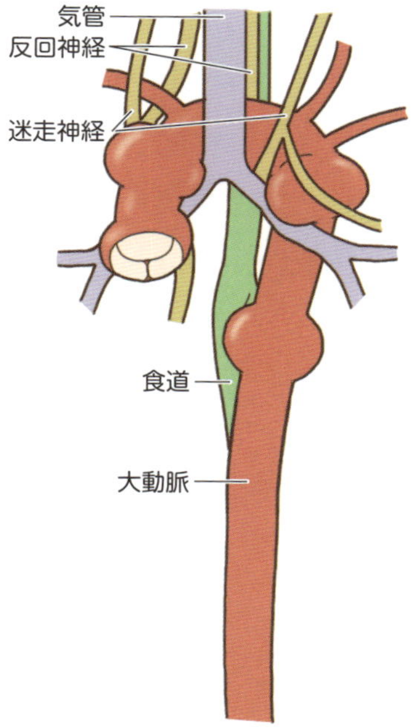

全体の約 3 分の 2 が腹部大動脈瘤で、そのうちの 95% 以上が腎動脈分岐以下に発生します

●**症 状**…瘤《りゅう》による [　　　　] 症状（嗄声《させい》、嚥下困難《えんげこんなん》など）や、[　　　　] 症状（腹痛、下肢のしびれなど）がありますが、破《は》裂《れつ》しなければ [　　　　　] のことが多いです。破裂すると、突然の激しい痛みとともにショック状態になり、死に至ることがあります。

●**治 療**…瘤の直径が胸部で 55 mm 以上、腹部で 50 mm 以上、また、急速に大きくなる場合（半年で 5 mm 以上の拡大）は、破裂のリスクが高いため、人工血管置換術《じんこうけっかんちかんじゅつ》やステントグラフト内挿術《ないそうじゅつ》を行い、[　　　　　　] を防ぎます。

● 人工血管置換術：[　　　　　　] 下で胸部や腹部を開き、一時的に血流を止め、瘤を切り取り、[　　　　　　　　] に置き換えます。

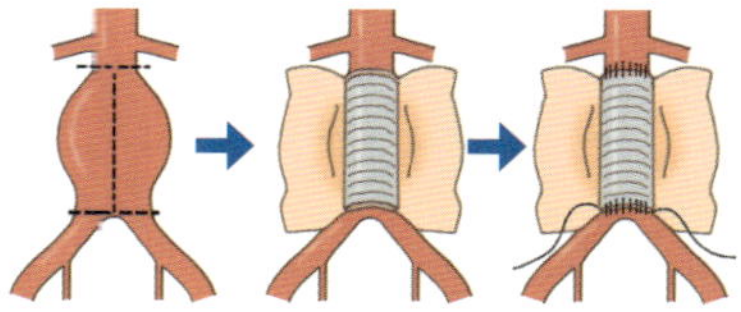

● ステントグラフト内挿術：[　　　　　　] 下で、鼠《そ》径部《けいぶ》の動脈からカテーテルを挿入して、瘤の内部に [　　　　　　　　　] を置きます。

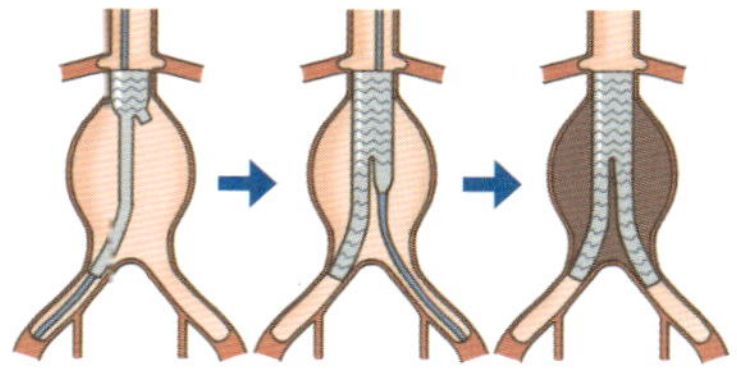

基礎編Ⓑ おもな循環器疾患と症状、治療を理解する

② 血管疾患　大動脈解離

習得のコツ A 型と B 型の違いを意識して覚えましょう。

[　　] に合う語を選んで書き込んでみよう！（2 度使う語があります）
痛みが移動　外膜　偽腔　上行大動脈　真腔　中膜　内膜　激しい痛み　予後不良

●**病 態**…大動脈壁《だいどうみゃくへき》の内膜《ないまく》に亀裂《きれつ》（エントリー）が生じ、中膜《ちゅうまく》が内外の 2 層に剥《はく》離《り》された状態です。本来の血管腔《けっかんくう》を真《しん》腔《くう》、中膜内の解離《かいり》によって生じた新たな腔を偽腔《ぎくう》といいます。

[　　　　　　] に解離があるものは Stanford《スタンフォード》 A 型、解離がないものは Stanford B 型と分類されます。Stanford A 型は、未治療では極めて [　　　　　] です。

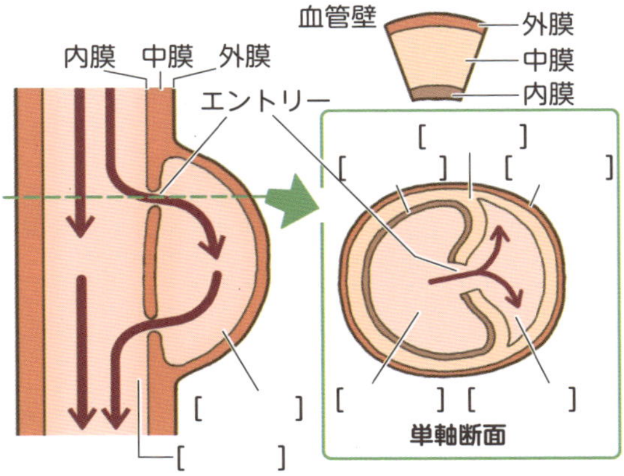

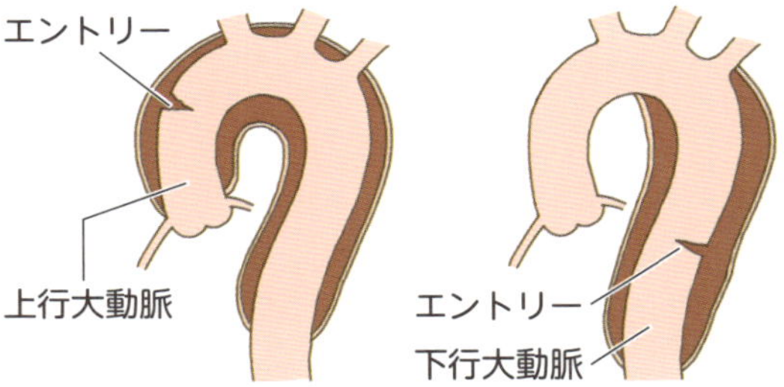

Stanford A 型　　Stanford B 型

発症から 2 週間以内を急性期、2 週間〜3 カ月を亜急性期、3 カ月以降を慢性期と表現し、未治療の場合の急性期の死亡率は 80% 近いといわれます

●**症 状**…特徴的な症状は、胸部や背部に突然の [　　　　　　] が生じ、解離の進行に伴って背部から腰部へと [　　　　　　] していきます。他にも、血管の狭窄《きょうさく》・閉塞《へいそく》による虚血《きょけつ》症状や、血管の拡大による大動脈弁閉鎖不全《だいどうみゃくべんへいさふぜん》症の症状、破裂による症状（心タンポナーデ、出血性ショックなど）が生じることもあります。

胸と背中、胸と下肢など離れた臓器で症状が出現するのもこの疾患特有です

●**治 療**…基本的に Stanford A 型は緊急手術、Stanford B 型は鎮痛《ちんつう》・降圧《こうあつ》・安静《あんせい》の内科治療をします。しかし、合併症のある急性期の Stanford B 型は人工血管置換術《じんこうけっかんちかんじゅつ》やステントグラフト内挿術《ないそうじゅつ》などの手術を行う場合もあります。

Stanford 分類を覚えることが大動脈解離を理解するはじめの一歩！　頑張りましょう。

基礎編Ⓑ　おもな循環器疾患と症状、治療を理解する

③ 血管疾患　下肢閉塞性動脈硬化症

習得のコツ 近年、食生活や生活スタイルの変化に伴い増加していることを意識して学習しましょう。

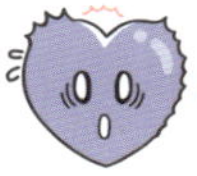

［　　］に合う語を選んで書き込んでみよう！
間欠性跛行　禁煙　血行再建　動脈硬化　包括的高度慢性下肢虚血（CLTI）　薬物療法

●病 態

下肢の動脈が［　　　　　　］などで狭窄《きょうさく》または閉塞《へいそく》し血流が悪くなる疾患です。

検査ではABI（足関節上腕血圧比《そくかんせつじょうわんけつあつひ》）で0.9を下回ると下肢閉塞性動脈硬化症《かしへいそくせいどうみゃくこうかしょう》の可能性が高いとされています。

また、下肢閉塞性動脈硬化症の進行した病態として［　　　　　　］があり、生命予後は不良です。

●症 状

［　　　　　　　　］が代表的な症状で、主訴の70～80%を占めます。

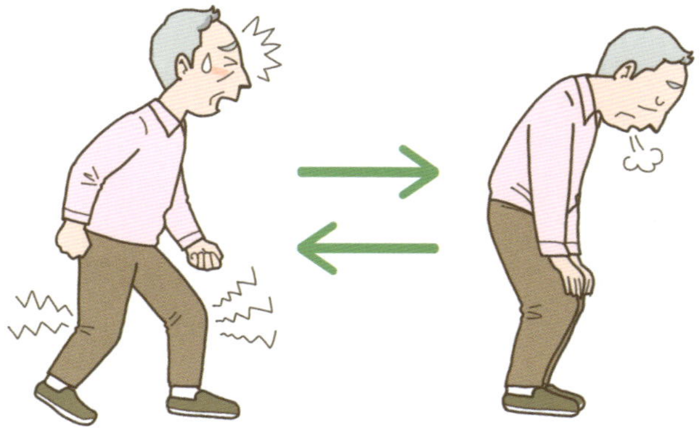

しばらく歩くと、足に
しびれや痛みが出現する

休むと症状が緩和する

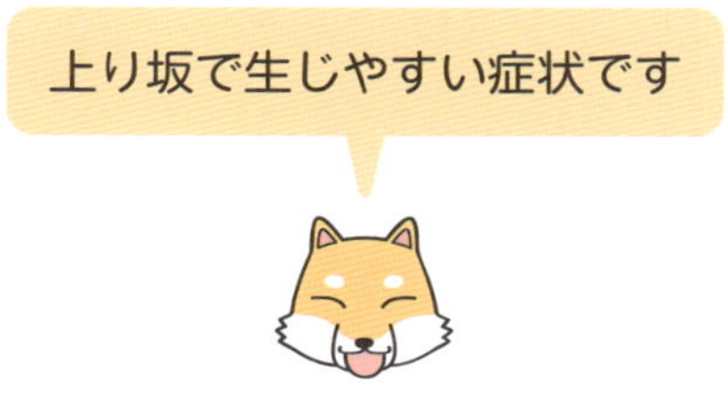

●治 療

- 非薬物療法：［　　　　　　］、栄養指導、運動療法、体重管理など
- ［　　　　　　］：抗血小板薬《こうけっしょうばんやく》、抗凝固薬《こうぎょうこやく》、脂質異常治療薬《ししついじょうちりょうやく》、降圧薬《こうあつやく》
- ［　　　　　　］：カテーテル治療、外科的血管バイパス術

非薬物療法が基本で、特に禁煙指導が重要です。また、受動喫煙も影響があります。
喫煙者の家族がいる場合は、家族にも協力してもらえるようにしていくことが大切です。

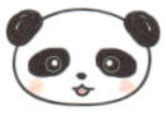

④ 虚血性心疾患　狭心症

習得のコツ 病態と種類を理解しましょう。

[　　] に合う語を選んで書き込んでみよう！ 安定狭心症　冠動脈　冠動脈バイパス術　胸部絞扼感　禁煙　けいれん　心筋梗塞　放散痛

●病 態

心臓の［　　　　　　］が狭くなることで、心筋への血流が一時的に減少し、酸素不足になります。これにより、胸痛や［　　　　　　］、息切《いきぎ》れなどが出現します。

①［　　　　　　］：階段や坂を登ったり、運動時や心理的なストレスを感じたりすると心臓の仕事量が増え、胸痛などが出現します。そのため労作性狭心症《ろうさせいきょうしんしょう》ともいいます。

②不安定狭心症：安静にしているときなど、突然症状が出現します。［　　　　　　］に進行することが多く、早急に治療しなければなりません。

③冠攣縮性《かんれんしゅくせい》狭心症：冠動脈に狭窄はありませんが、血管の一時的な［　　　　　　］で血流が途絶えることで起こります。夜間から早朝にかけて症状が出現しやすいです。

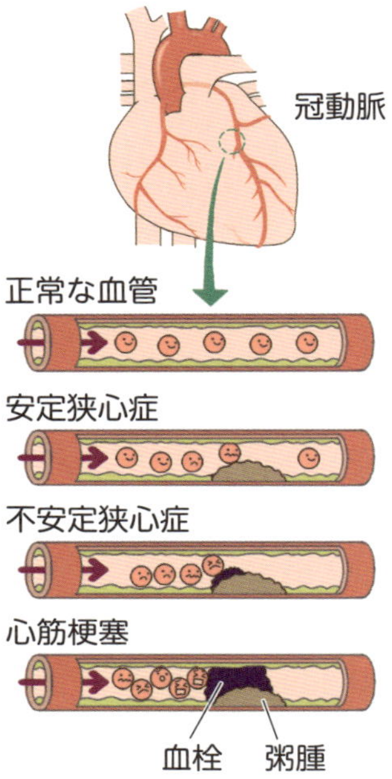

●症 状

初期の症状は分かりづらく、病態の悪化や進行の可能性があるため、早期の症状および病態の把握が必要です。典型的な症状は胸痛《きょうつう》ですが、非典型的な症状として心窩部痛《しんかぶつう》、肩の痛み、顎《あご》や歯の痛みとして出現することがあります。これを［　　　　　　］といいます。

●治 療

生活習慣の改善のため、［　　　　　　］や栄養指導などを行い、血圧管理、体重管理を行います。その後、薬剤療法を導入しても症状が改善しない場合は、経皮的冠動脈形成術《けいひてきかんどうみゃくけいせいじゅつ》や外科的な［　　　　　　　　　　］を行います。

冠危険因子を把握することが重要です。
冠危険因子には、喫煙、肥満、脂質異常症、高血圧症、糖尿病、心疾患のある家族歴があります。

⑤ 虚血性心疾患　心筋梗塞

習得のコツ　心筋梗塞は急性期から慢性期まで管理が必要です。

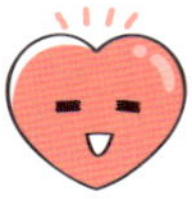

[　]に合う語を選んで書き込んでみよう！
12誘導心電図　胸痛　経皮的冠動脈形成術　血栓　心雑音　石灰化　肺水腫

●病態

冠動脈内に[　　　]ができ、心筋虚血になることで引き起こされる疾患です。血栓形成の原因は粥腫（じゅくしゅ）の破綻ですが、血管内のびらんや[　　　]なども原因となります。

冠動脈内の血栓
心筋壊死（しんきんえし）

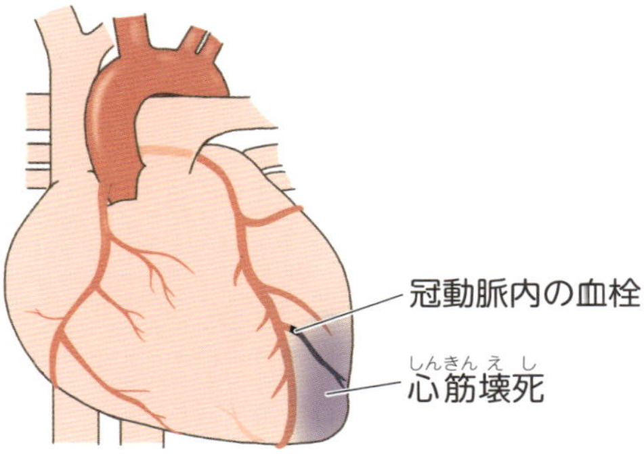

●症状

心筋梗塞（しんきんこうそく）は[　　　]が典型的な症状ですが、胃や背中が痛いなどの症状もあるため、注意が必要です。痛みの訴えから心筋梗塞を疑う場合は[　　　　　]を行います。また、心筋梗塞の機械的合併症による[　　　]や[　　　]を疑う湿性ラ音（せいおん）を聴取することもあります。

●治療

[　　　　　　　]、冠動脈バイパス術を施行します。経皮的冠動脈形成術では、病院到着後から再灌流（さいかんりゅう）までの時間が90分以内を目標とします。

再灌流とは、血流が止まっていた血管に、再び血液が流れることをいいます

心筋梗塞は12誘導心電図で責任病変が推定できるので、まずは心電図の取り方を覚えることが大切です。

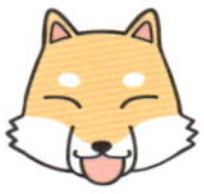

⑥ 弁膜疾患　大動脈弁疾患

習得のコツ　大動脈弁疾患には狭窄と閉鎖不全があります。それぞれの病態を理解しましょう。

【　】に合う語を選んで書き込んでみよう！　（2度使う語があります）
逆流　硬化　呼吸困難　左室肥大　失神　心不全　大動脈弁置換術　薬物療法

1 大動脈弁狭窄症

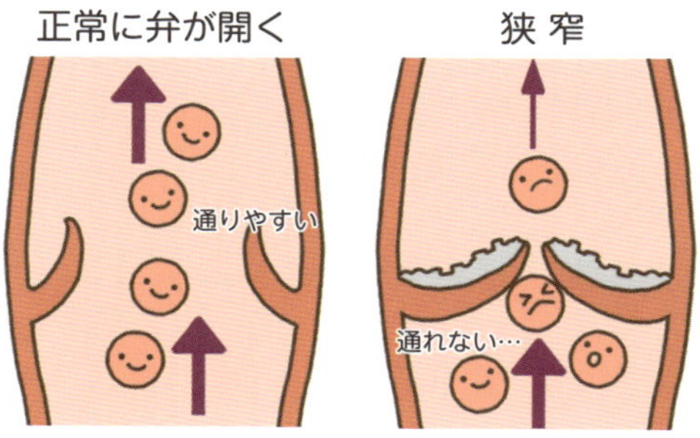

●病態

大動脈弁の［　　　］により、弁が開いた部分の面積が狭くなり、左室から大動脈への駆出抵抗が大きくなり、左室の圧負荷が増大し、［　　　］を来します。

正常に弁が開く　通りやすい

狭窄　通れない…

●症状

血流の拍出が制限されるため、胸痛、［　　　］が出現します。また、心不全を伴い呼吸不全が出現します。

●治療

［　　　］を行い、心不全などの症状がある場合は［　　　］を行います。大動脈弁置換術には、外科的弁置換術と経カテーテル的大動脈弁置換術があります。

2 大動脈弁閉鎖不全

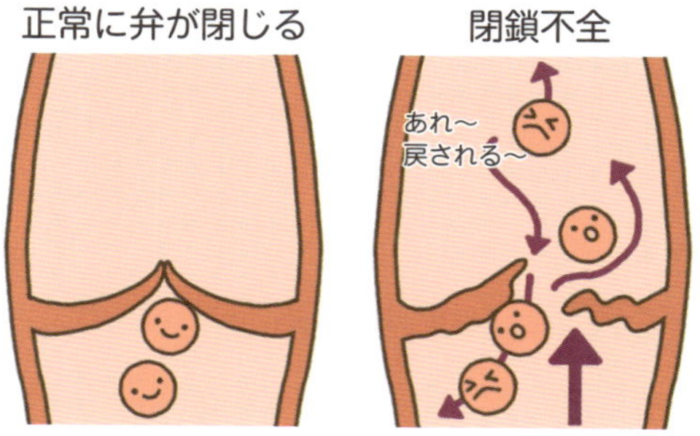

●病態

大動脈弁尖の間の接合部が障害され、心臓が送り出した血液が左室へ［　　　］してしまいます。

正常に弁が閉じる

閉鎖不全　あれ〜戻される〜

●症状

自覚症状には労作時の［　　　］や動悸があります。胸部Ｘ線写真で肺うっ血や心拡大を認める場合には、［　　　］を疑います。

●治療

外科的治療法としては［　　　］を選択します。手術適応でない場合は薬物療法を中心とした内科的治療を行います。

大動脈弁疾患では心音の聴取を行いましょう。

⑦ 弁膜疾患　僧帽弁疾患

習得のコツ 心臓の解剖をよく理解しましょう。

[　　] に合う語を選んで書き込んでみよう！（2 度使う語があります）
経皮的僧帽弁形成術　抗凝固療法　呼吸困難　心不全　心房細動　石灰化
僧帽弁置換術　肺水腫

1 僧帽弁狭窄症

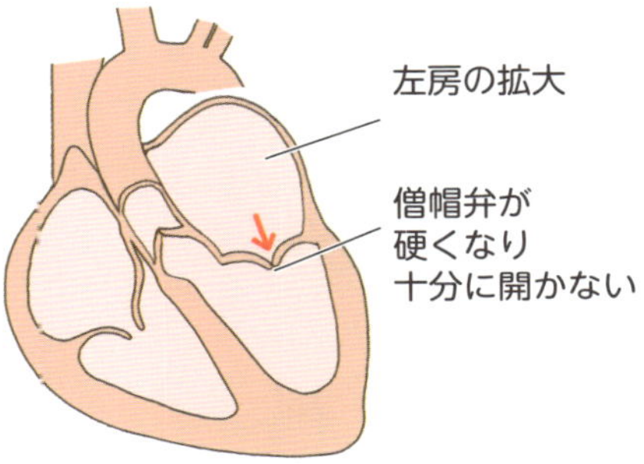

●**病態**…多くはリウマチ性で、その他は先天性や [　　　　　] が原因となります。左室への流入障害があるため左房圧の上昇、肺うっ血があります。そのため、[　　　　　] や血栓塞栓症《けっせんそくせんしょう》が合併しやすいです。

●**症状**…労作時《ろうさじ》の [　　　　　]、下肢の浮腫《ふしゅ》、倦怠感《けんたいかん》

●**治療**

- 薬物療法：[　　　　　]がある場合は血栓塞栓症のリスクがあるため、[　　　　　]
- 外科的治療：標準治療は直視交連切開術《ちょくしこうれんせっかいじゅつ》または僧帽弁置換術《そうぼうべんちかんじゅつ》
- カテーテル治療：経皮的僧帽弁交連切開術

2 僧帽弁閉鎖不全症

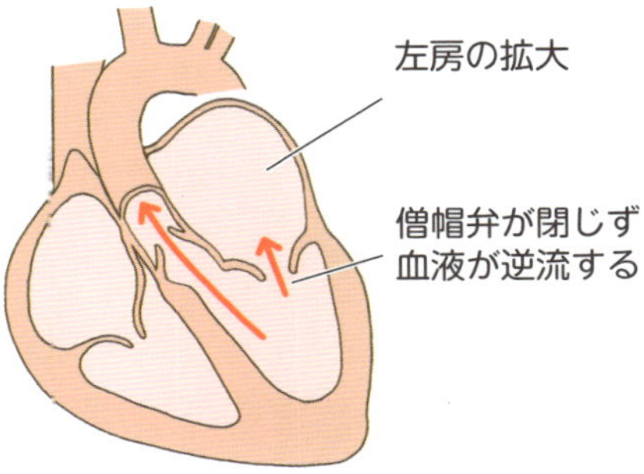

●**病態**…一次性、二次性があり、病気が進行すると左心拡大と左室の収縮機能低下が起こります。

●**症状**…急性の場合には、[　　　　　] やショック状態となることがあります。慢性的に経過する場合には浮腫や呼吸苦《こきゅうく》などの [　　　　　] 症状が出現します。

●**治療**

- 一次性：症状や左室機能に合わせて外科的な僧帽弁形成術や [　　　　　] が選択されます。
- 二次性：薬剤治療を行い、コントロールできない場合には外科的僧帽弁形成術や僧帽弁置換術、[　　　　　] が実施されます。

⑧ 弁膜疾患　三尖弁疾患

習得のコツ 三尖弁の解剖や弁機能の役割を考えましょう。

［　　］に合う語を選んで書き込んでみよう！　右室拡大　右房　右房拡大　肝腫大　倦怠感　心房細動　二次性閉鎖不全　右上腹部不快感　リウマチ熱

1 三尖弁狭窄症

●**病態**…弁が開いたときの面積が狭くなるため、右房内の血液量が増加し、［　　　　　　］が起こります。原因は［　　　　　　　　］です。先天性異常によるものがあります。静脈内圧が上昇することによる［　　　　　　］が起こります。

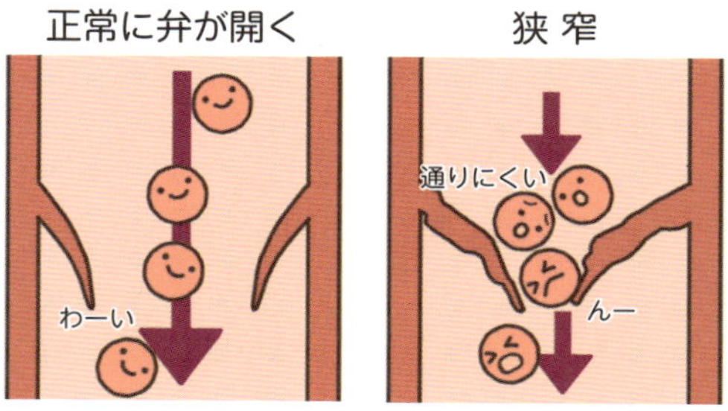
正常に弁が開く
狭窄
わーい
通りにくい
んー

●**症状**…下腿浮腫《かたいふしゅ》、動悸《どうき》、肝腫大による［　　　　　　　　　　　　］

●**治療**

- 薬剤療法：利《り》尿《にょう》薬《やく》など
- 外科的手術：三尖弁《さんせんべん》置《ち》換術《かんじゅつ》

2 三尖弁閉鎖不全

●**病態**…弁組織自体の変化による一次性と、［　　　　　　］や弁輪拡大《べんりんかくだい》によって起こる二次性に分けられます。高齢化に伴う心房細動の増加により、［　　　　　　　　　　］が増えています。［　　　］の拡大がみられます。

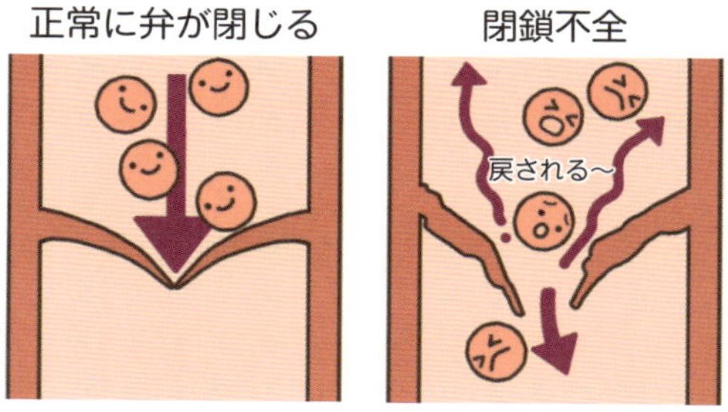
正常に弁が閉じる
閉鎖不全
戻される〜

●**症状**…頸静脈怒張《どちょう》や下腿浮腫、［　　　　　　］、疲労感などの漠然とした症状

●**治療**

- 薬剤療法：利尿薬や［　　　　　　］を合併する場合は抗凝固薬《こうぎょうこやく》など
- 外科的治療：三尖弁形成術や三尖弁置換術

近年注目されている弁膜症でなので、今後新しい治療法が行われることが期待されます。

⑨ 不整脈　頻脈性不整脈

習得のコツ　それぞれの心電図波形の特徴をつかんで学習しましょう。

[　　] に合う語を選んで書き込んでみよう！（29〜30ページ）
WPW症候群　血栓　心室期外収縮　心房細動　心房期外収縮　心房粗動
洞性頻脈　発作性上室性頻拍

① [　　　　　　　]

洞調律で100回/分以上の頻脈です。発熱や痛みなどが原因となりやすいです。

● 治療…特に治療は不要です。

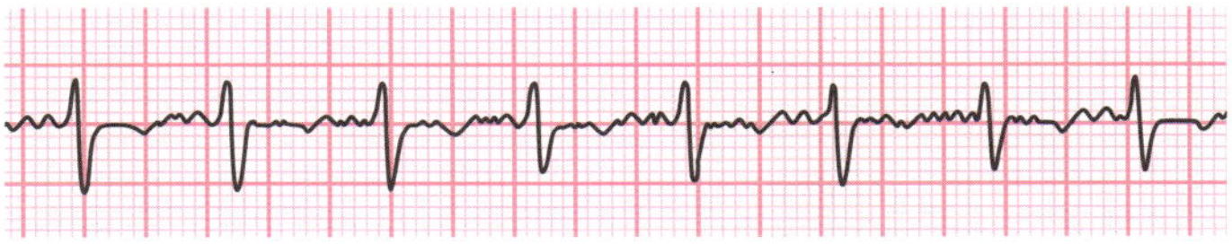

② [　　　　　　　]（PAC、APC）

基本周期よりも早く心房内で異所性興奮が出現し、幅が狭いQRS波が観察されます。洞調律のP波の形と異なる形をした異所性P波が特徴です。健常者でも見られることがあります。

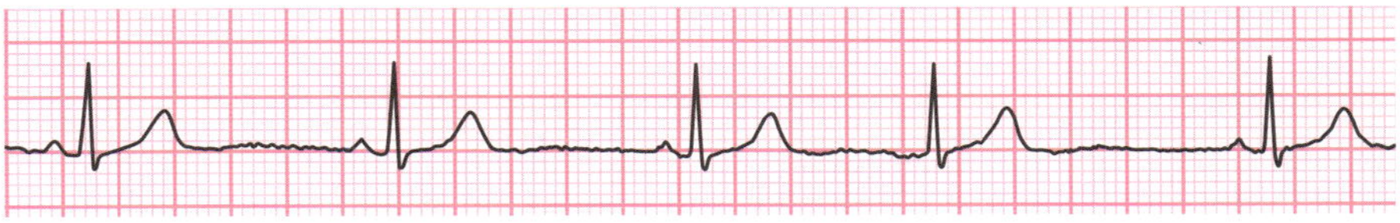

● 治療…特に治療は不要です。

③ [　　　　　　　]（PVC、VPC）

基本周期よりも早く心室内で異所性興奮が出現し、幅が広いQRS波が観察されます。心室性不整脈なのでP波がないことが、心房期外収縮との違いです。健常者でも見られることがあります。

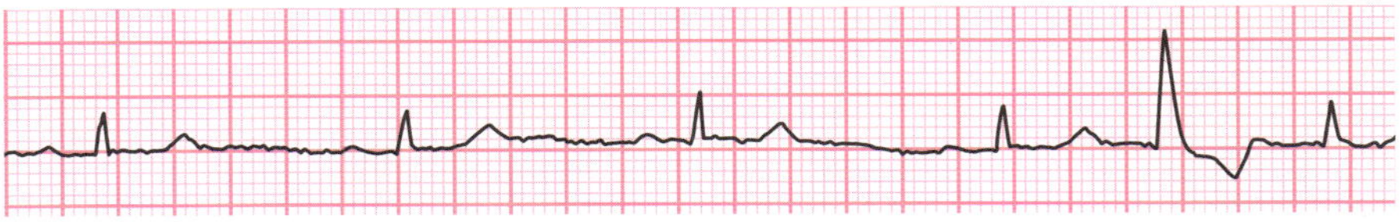

● 治療…基本的に治療は不要ですが、頻度が多い場合や心臓に疾患がある場合には致死性不整脈の原因となることがあるので、抗不整脈薬投与や電解質補正を行うことがあります。

P波が分かりにくいときは、Ⅱ誘導とV1誘導が見やすいです。

④[　　　　　　　　　　]（AF）

心房の至る所で興奮が起こるために、基線が細かく振動する細動《さいどう》波《は》（f 波）となり、P 波は確認できません。RR 間隔も不規則になることが特徴です。心臓内に［　　　　　］ができやすく、脳梗塞《のうこうそく》（心原性脳塞栓症《しんげんせいのうそくせんしょう》）の原因となることがあります。

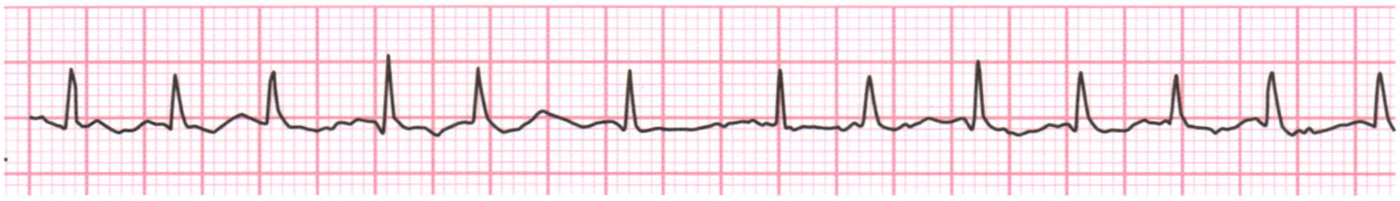

- 治療…抗不整脈薬やβ遮断薬《べーたしゃだんやく》などを用いて洞調律化を目指すリズムコントロールまたは心拍数を下げるレートコントロールを行うことがあります。薬剤でコントロールができない場合は電気的除細動《でんきてきじょさいどう》やカテーテルアブレーションも考慮します。脳梗塞予防のためにワルファリンカリウムなどを内服する抗凝固療法が重要になります。

⑤［　　　　　　　　　　］（AFL）

基線がギザギザの鋸歯状波《きょしじょうは》という特徴的な形をする不整脈です。心房内に大きな電気回路が存在し、そこを旋回《せんかい》しながら一定の間隔で心室へ伝わるため、規則的な頻脈となります。

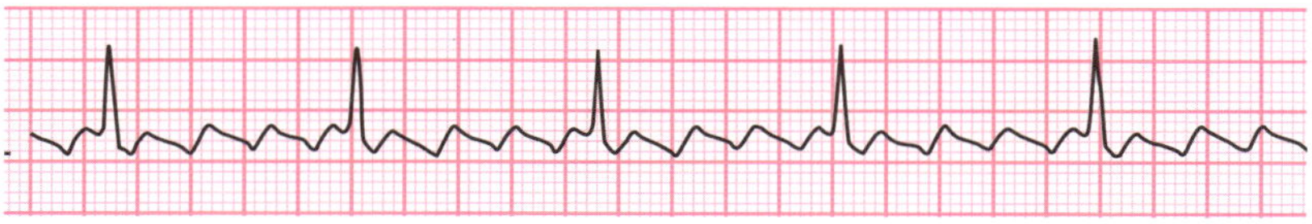

- 治療…カテーテルアブレーションで根治《こんち》が可能です。リズムコントロール、レートコントロールは心房細動に準じて行います。脳梗塞リスクがあるため、抗凝固療法が必要です。

⑥［　　　　　　　　　　　　］（PSVT）

房室結節回帰性頻拍《ぼうしつけっせつかいきせいひんぱく》（AVNRT）、房室回帰性頻拍（AVRT）、心房頻拍（AT）の総称です。これらの判別は困難なことがありますが、幅の狭い QRS 波による規則正しい頻拍が特徴です。ケント束《そく》という副伝導路《ふくでんどうろ》をもつ［　　　　　　　　　］はデルタ波を伴った頻拍となり、AVRT の中に分類されます。

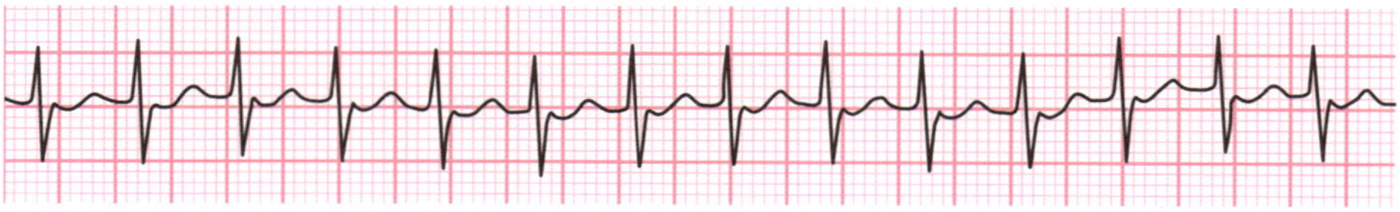

- 治療…頻拍発作が治まらない場合はアデノシン三リン酸（ATP 製剤）やカルシウム拮抗薬《きっこうやく》の投与を行います。停止しない場合は電気的除細動も考慮します。カテーテルアブレーションで根治が可能です。

頻脈による低血圧と動悸にも注意しましょう。

⑩ 不整脈　徐脈性不整脈

習得のコツ P 波と P 波、P 波と QRS 波の関係に着目して学習しましょう。

[　　] に合う語を選んで書き込んでみよう！
徐脈頻脈症候群　洞性徐脈　洞停止　洞房ブロック

1 洞不全症候群（SSS） 洞結節の機能が低下することで起こる不整脈の総称です。

① Ⅰ型：[　　　　　　　]

心拍数 60 回/分以下の規則正しい波形です。入眠時によく観察されます。

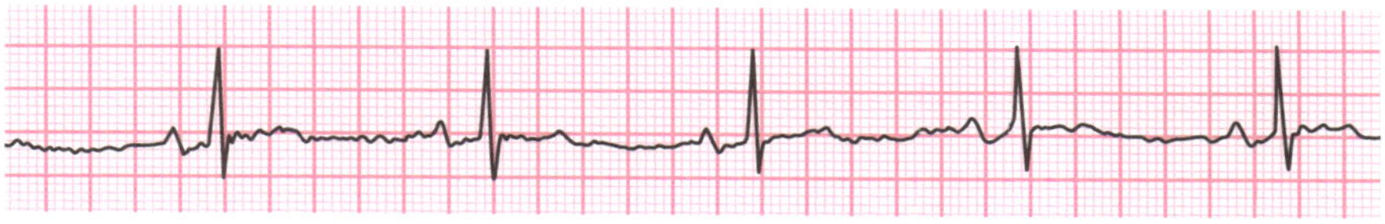

● 治療…特に治療は不要です。

② Ⅱ型：洞停止／洞房ブロック

PP 間隔が非整数倍に延長するものを [　　　　　]、整数倍に延長するものを [　　　　　] といいます。P 波、QRS 波自体はともに正常です。

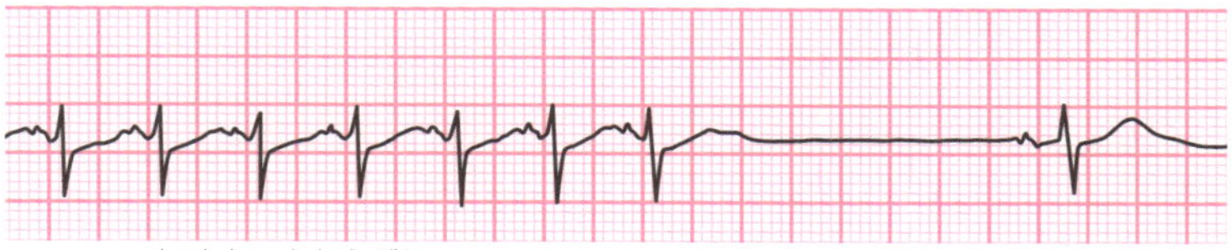

● 治療…徐脈によって失神や心不全を来すようであれば、ペースメーカの適応です。

③ Ⅲ型：[　　　　　　　　　]

頻脈性不整脈から洞調律に復帰する際に徐脈を来す不整脈です。

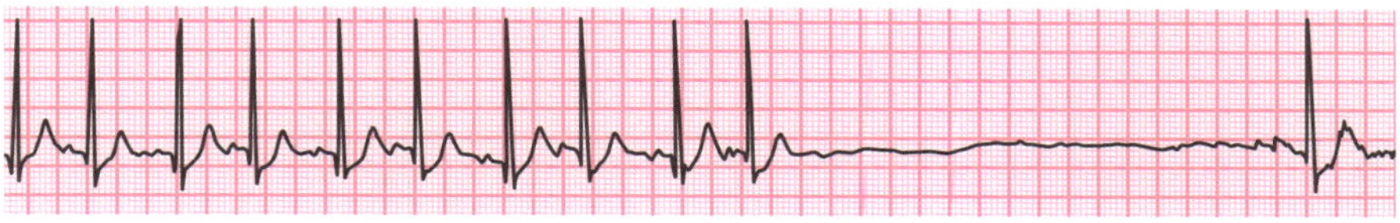

● 治療…Ⅱ型と同様にペースメーカの適応です。ペースメーカ植込み術後に、頻脈性不整脈に対してカテーテルアブレーションを行うこともあります。

突然失神することもあるので転倒に気をつけましょう。

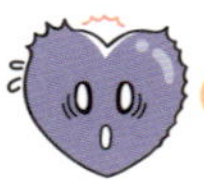

[　　] に合う語を選んで書き込んでみよう！

I 度房室ブロック　ウェンケバッハ型 II 度房室ブロック　完全房室ブロック
モービッツ型 II 度房室ブロック

2 房室ブロック

房室結節《ほうしつけっせつ》の異常で起こる徐脈性不整脈です。

①[　　　　　　　　　　　　　　　　　　　　]

PQ 間隔が 200 ミリ秒以上（5mm 以上）となります。

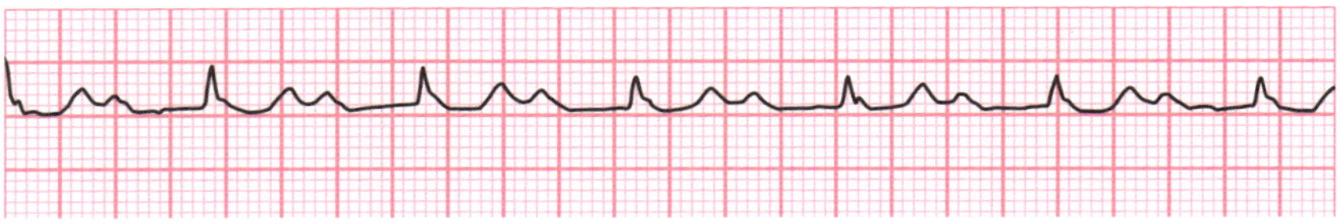

- 治療…特に治療は不要です。

②[　　　　　　　　　　　　　　　　　　　　]

PQ 間隔が徐々に延長し、QRS 波が脱落します。

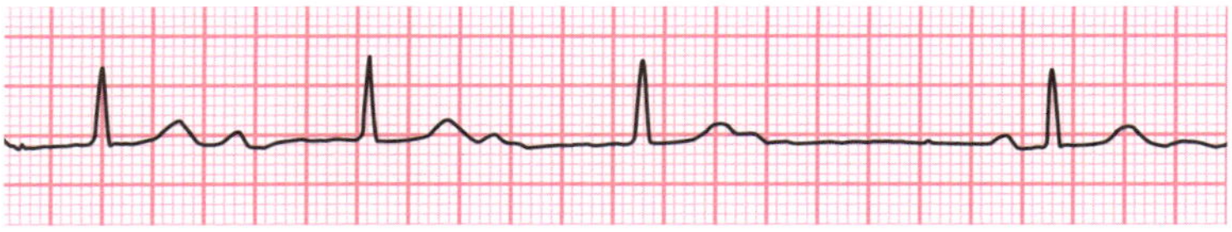

- 治療…一般には治療は不要ですが、症状があれば治療対象となります

③[　　　　　　　　　　　　　　　　　　　　]

PQ 間隔が延長せずに突然 QRS 波が脱落します。

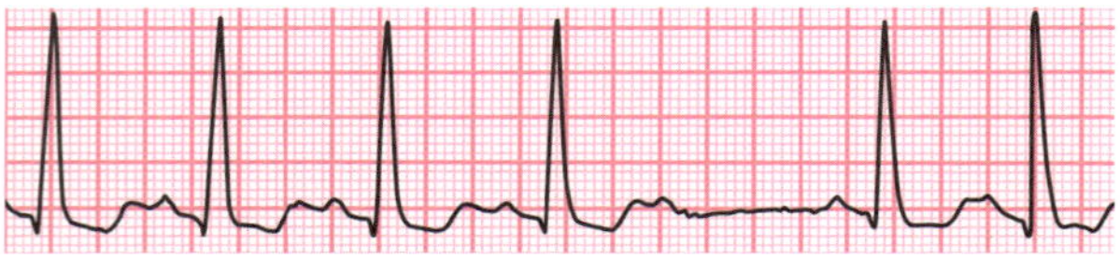

- 治療…高度な徐脈を起こし、失神や心不全の原因となることが多いため、ペースメーカの適応です。緊急時は一時的ペースメーカを挿入することがあります。

④[　　　　　　　　　　　　　　　　　　　　]（CAVB）

P 波と QRS 波がバラバラで、全くつながっていません。

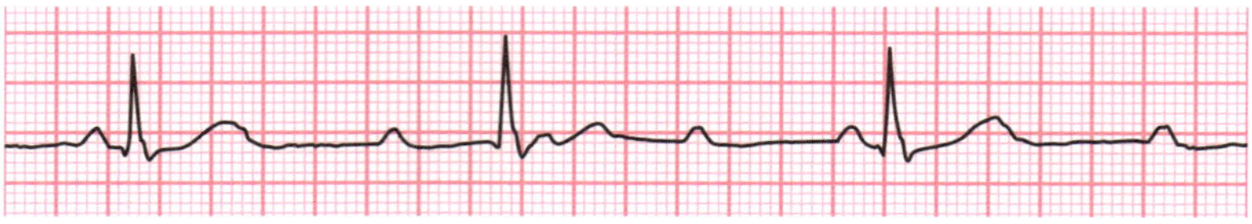

- 治療…モービッツ型 II 度房室ブロックと同様です。

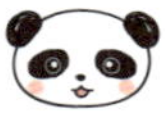

それぞれ、どこが違うのか特徴を覚えておきましょう。

基礎編Ⓑ　おもな循環器疾患と症状、治療を理解する

⑪ 不整脈　致死性不整脈

習得のコツ 急変時の対応もセットで勉強していきましょう。

[　　]に合う語を選んで書き込んでみよう！
持続性心室頻拍　心室細動　心室頻拍　心停止　非持続性心室頻拍　脈ありVT　脈なしVT

①[　　　　　　　　] (VT)

幅の広いQRS波による120回/分以上の頻拍《ひんぱく》です。30秒未満で停止するものを[　　　　　　　　]、30秒以上持続するものを[　　　　　　　　]といいます。また、血行動態《けっこうどうたい》が維持され脈があるものを[　　　　　　　　]、血行動態が破綻《はたん》して脈がないものを[　　　　　　　　]といいます。

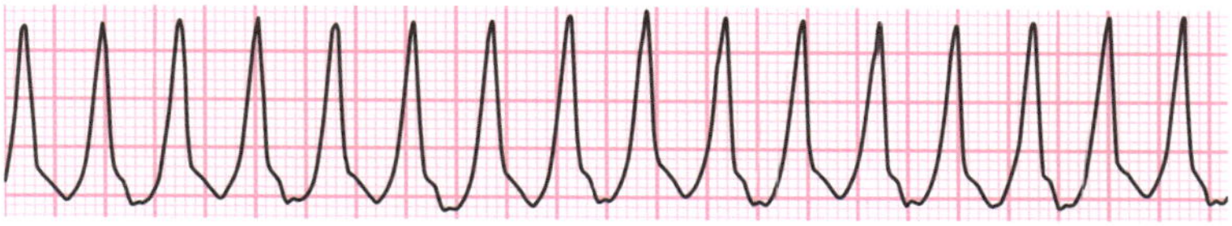

- 治療…脈なしVTはBLS（一次救命処置）、ACLS（二次救命処置）を行います。VT停止後は予防的にアミオダロンやリドカインの持続投与を行うことがあります。脈ありVTは抗《こう》不整脈薬《ふせいみゃくやく》の投与や経皮《けいひ》ペーシングによる抗頻拍ペーシング、カリウムの補正を行いますが、停止しない場合は脈なしVTと同様に電気的除細動《でんきてきじょさいどう》を鎮静下《ちんせいか》で行います。

②[　　　　　　　　] (VF)

心筋がけいれんしているような状態で、不規則に波状の心電図が観察されます。有効な心拍出量がないため[　　　　　　　　]と同様の状態となります。心筋梗塞《しんきんこうそく》後やブルガダ症候群などで観察されることがあります。

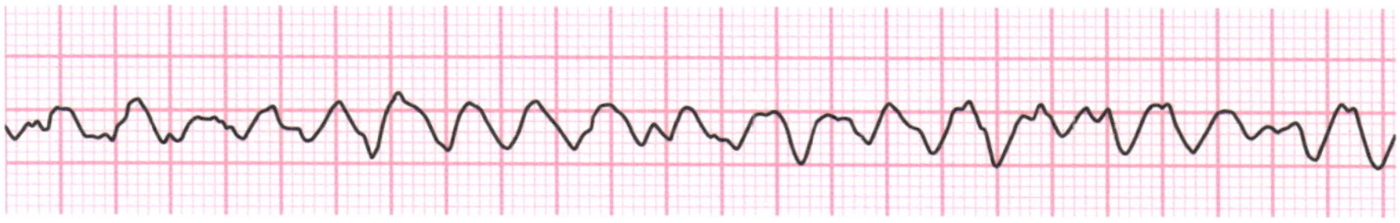

- 治療…BLS、ACLSに準じて対応し、一刻も早く電気的除細動を行います。停止後は心室細動を予防するためにアミオダロンの持続投与を行うことがあります。

覚えやすい形をしているので目に焼き付けましょう。

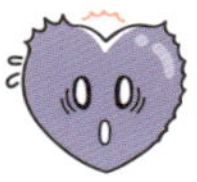

[　　] に合う語を選んで書き込んでみよう！

トルサード・ド・ポアンツ　心室細動　心室頻拍　心静止

③ [　　　　　　　　　　　　　　　　] (TdP)

QRS 波の向きがねじれるように上下に変化する特徴的な心電図が観察される頻拍で、[　　　　　　　　　　] に分類されます。時に [　　　　　　　　　　] へ移行する可能性があります。QT 時間延長時に起こりやすく、心室《しんしつ》期《き》外《がい》収《しゅう》縮《しゅく》が T 波に重なることで TdP へ移行します（R on T)。

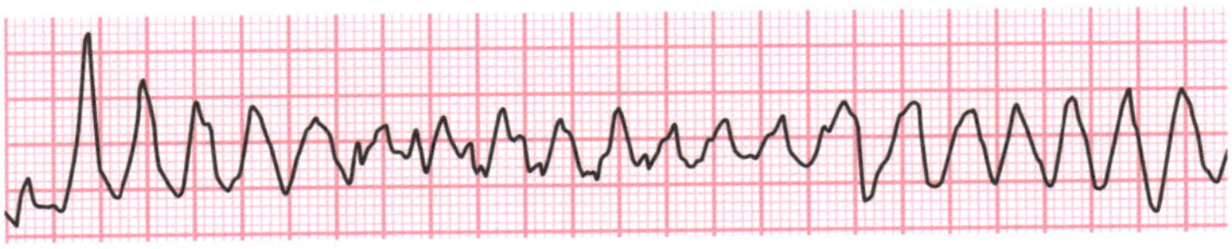

● 治療…VT に準じて対応します。QT 時間が延長する原因となる薬剤（抗不整脈薬や抗菌薬《こうきんやく》、抗精神病薬《こうせいしんびょうやく》など）の中止や、カリウムやマグネシウムなどの電解質補正、さらに徐脈も来しているときには一時的にペーシングも行います。

③ [　　　　　　　　　　]

心臓の電気的な活動がない状態で、平坦な基線が見られるのみとなります。低酸素血症《ていさんそけっしょう》や高カリウム血症、心タンポナーデなどが原因となることがあります。

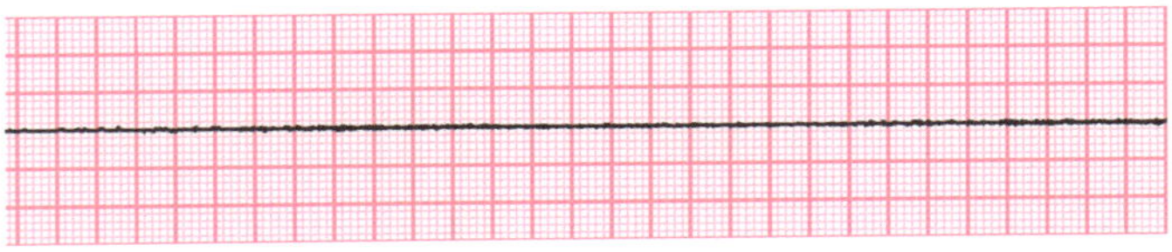

● 治療…一刻も早く BLS、ACLS による救命処置を行います。電気的除細動の適応ではありません。

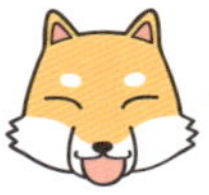

心停止は心臓がポンプ機能を失って、有効な心拍出ができていない状態を指します。

心停止には心室細動、心室頻拍、無脈性電気活動、心静止が含まれます。心室細動と心室頻拍は心臓がけいれんするような状態、無脈性電気活動は心臓の電気的活動は残存しているが心臓は動いていない状態、心静止は心臓の電気活動が存在せず心臓が動いていない状態です。そのため、心停止はポンプ機能を失った状態を指し、心静止は心停止の一つに含まれるという用語の違いがあります。

なお、電気的除細動の適応となるのは心室細動と心室頻拍のみです。

これらの不整脈にはチームで協力して対応しましょう。

⑫ その他の疾患　心不全

習得のコツ 左心不全、右心不全、低心拍出量による症状を覚えよう。

［　　］に合う語を選んで書き込んでみよう！ 意識障害　うっ血　肝腫大　起坐呼吸　呼吸困難　胸水、腹水　頸静脈怒張　四肢冷感　食欲不振　体重増加　チアノーゼ　低血圧　低心拍出量　ピンク色泡沫状痰　浮腫　乏尿　薬物療法　冷汗

●病態…何らかの原因で心機能（ポンプ機能）が低下してしまい、全身へ血液を送り出せない状態です。原因としては、心筋梗塞《しんきんこうそく》や心筋症《しんきんしょう》、弁膜症《べんまくしょう》、不整脈《ふせいみゃく》、高血圧《こうけつあつ》などがあります。

心臓の収縮能は、心エコー検査のEF（左室駆出率）で確認しましょう

●症状…十分な血液を送り出せないために起こる［　　　　　　］による症状と、血液の流れが滞る［　　　　　　］による症状があります。

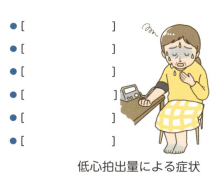

- ［　　　　　　］
- ［　　　　　　］
- ［　　　　　　］
- ［　　　　　　］
- ［　　　　　　］
- ［　　　　　　］

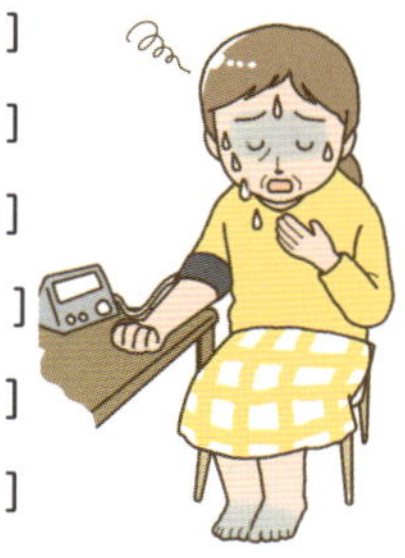

低心拍出量による症状

左心不全

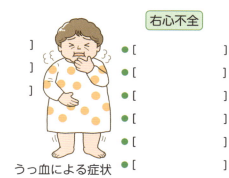

- ［　　　　　　］
- ［　　　　　　］
- ［　　　　　　］

右心不全

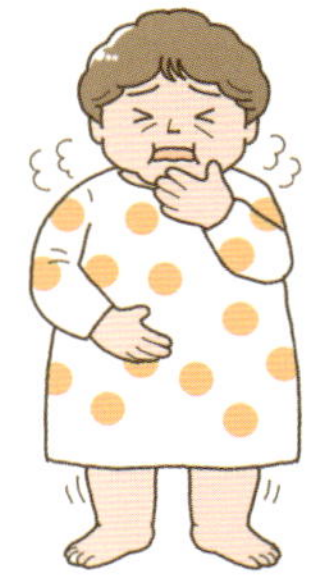

うっ血による症状

- ［　　　　　　］
- ［　　　　　　］
- ［　　　　　　］
- ［　　　　　　］
- ［　　　　　　］
- ［　　　　　　］

●治療

- 急性心不全では利尿薬《りにょうやく》（点滴・内服薬）などの［　　　　　　］が中心となります。状態が安定したら、原因疾患の治療を検討します。
- 心原性ショックの場合は強心薬《きょうしんやく》、補助循環《ほじょじゅんかん》が必要です。
- 慢性心不全ではβ遮断薬《べーたしゃだんやく》、SGLT2阻害薬《そがいやく》、ACE阻害薬やARB（アンジオテンシンⅡ受《じゅ》容体拮抗薬《ようたいきっこうやく》）、MRA（ミネラルコルチコイド受容体拮抗薬）などの投与を行います。他の利尿薬が効果不十分なときは、バソプレシンV_2受容体拮抗薬を使用することもあります。また、ACE阻害薬、ARBからARNI（サクビトリルバルサルタン）へ切り替えも検討します。

心不全は突然の悪化、回復を繰り返しながら徐々に悪化します。
心不全による再入院を予防するために患者さんに寄り添いながら心不全を理解することがとても重要です。

基礎編Ⓑ おもな循環器疾患と症状、治療を理解する

⑬ その他の疾患　心筋症

習得のコツ 基本の病態は心不全です。不整脈と併せて学習しましょう。

［　　］に合う語を選んで書き込んでみよう！
CRTペースメーカ　植込み型除細動器（ICD）　左室拡大　左室収縮障害
閉塞性肥大型心筋症

心機能障害を伴う心臓の筋肉の疾患です。主な心筋症《しんきんしょう》を学習しましょう。

1 肥大型心筋症

左室・右室心筋の肥大が特徴で、左室拡張能《さしつかくちょうのう》が低下します。左室流出路狭窄《りゅうしゅつろきょうさく》がある場合は［　　　　　　　　　　　　］といい、左室内閉塞を起こします。

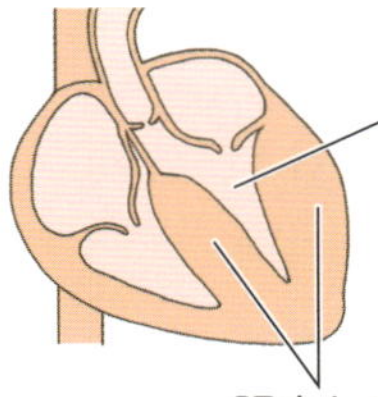

●症状…労作時息切《ろうさじいきぎ》れ、呼吸困難、不整脈《ふせいみゃく》（心房細動《しんぼうさいどう》が多い）、
左室流出路狭窄があれば、失神《しっしん》や立ちくらみ

●治療

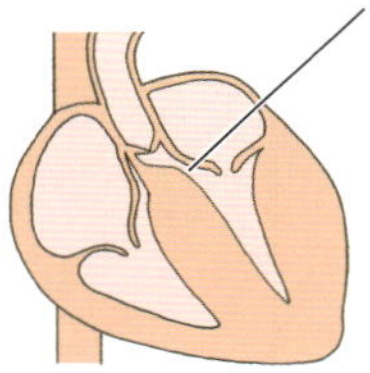

①心不全症状があれば、心不全治療を行います。
②心室性不整脈による突然死のリスクが高い場合に、
［　　　　　　　　　　　　］を植込みます。
③重症例では経皮的中隔心筋焼灼術《けいひてきちゅうかくしんきんしょうしゃくじゅつ》（PTSMA）や外科的中隔心筋切除術を行うこともあります。
④圧較差《あつかくさ》を軽減するためにβ遮断薬《べーたしゃだんやく》などの薬剤投与をします。

2 拡張型心筋症

［　　　　　　］と［　　　　　　　　　］が特徴です。

●症状…呼吸困難、浮腫《ふしゅ》、易疲労感《いひろうかん》、
食欲不振、悪心《おしん》、不整脈、失神

日本の心臓移植の原因疾患として最多です

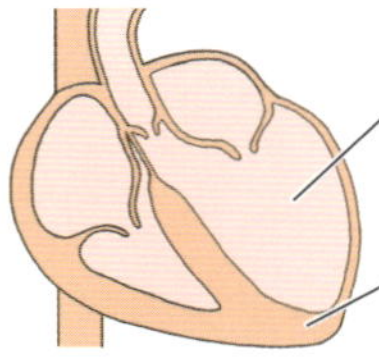

●治療

①②は肥大型心筋症の治療と同じです。
③左脚《さきゃく》ブロックや心室同期障害《しんしつどうきしょうがい》がある場合に
［　　　　　　　　　　　　］を植込みます。
④重症例では心移植《しんいしょく》・VAD（補助人工心臓）を検討します。

VADには「体外式」と「植込み型」の２種類があります

突然死の原因は重症不整脈です。電気ショックが有効で、AEDや植込み型除細動器（ICD）により電気ショックを早期に行うことで不整脈を停止させることが重要です。

⑭ その他の疾患　急性心筋炎

習得のコツ 急性心筋炎は感冒様症状の後に心症状が出現します。

[　　] に合う語を選んで書き込んでみよう！
ウイルス　感冒様症状　劇症型心筋炎　軽快　心嚢水　不整脈

●病 態

心筋に炎症が起こる疾患です。ほとんど多くは [　　　　　　] などの感染をきっかけに発症します。心臓の壁の肥厚《ひこう》や心臓の収縮能の低下、心臓の周りに [　　　　　　] がたまる所見がみられます。軽症な病態から短期間で重症化する [　　　　　　] があり、重症度はさまざまです。多くの場合、自然に [　　　　　　] します。

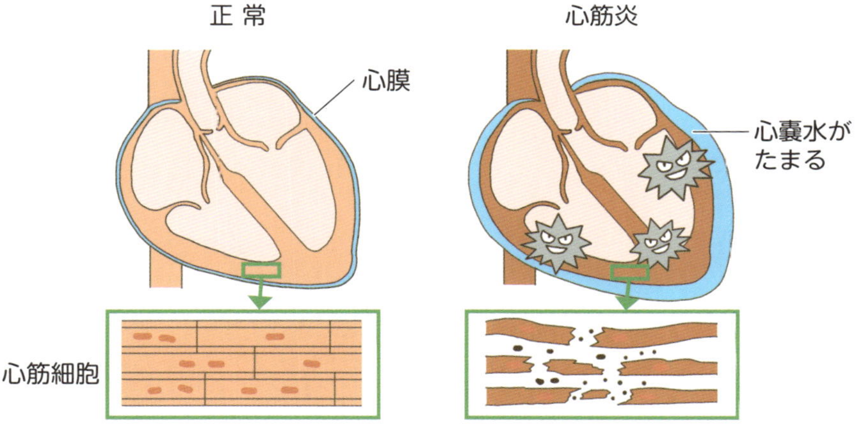

●症 状

- 初期：[　　　　　　] や呼吸器症状（咽頭痛《いんとうつう》、咳）、消化器症状（嘔気《おうき》、嘔吐《おうと》、下痢）
- 数日～数週間：胸痛、心不全《しんふぜん》、[　　　　　　] など
- 急性期の心筋の浮腫《ふしゅ》や心筋細胞の傷害により不整脈《ふせいみゃく》が出現しやすくなります。

不整脈を起こしやすいのでモニタリングが必要です

●治 療

- 血行動態を維持するための急性心不全の薬物治療と不整脈の治療を行います。
- 劇症型心筋炎《げきしょうがたしんきんえん》や心原性ショックの場合は、大動脈内バルーンパンピング（IABP）、経皮的《けいひてき》心肺補助装置《しんぱいほじょそうち》（PCPS）、IMPELLA《インペラ》などの補助循環が必要になることもあります。

薬剤服用歴や有害物質の接種歴、渡航歴、自己免疫疾患の既往有無、ワクチン接種歴などの情報が診断の手がかりになります。情報収集しましょう。

基礎編Ⓑ　おもな循環器疾患と症状、治療を理解する

⑮ その他の疾患　感染性心内膜炎

習得のコツ エコー画像を見て、疣腫が心臓のどこにあるのか先輩や医師へ聞いてみましょう。

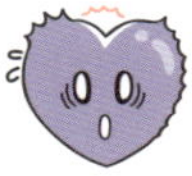

［　　］に合う語を選んで書き込んでみよう！
血液培養　経胸壁心エコー　経食道心エコー　心不全　心不全症状
全身性敗血症性疾患　疣腫

●病 態

心臓の壁や弁、大血管内膜に細菌感染が起こり、細菌のかたまりである［　　　　　　］を作ることでさまざまな症状が出る［　　　　　　　　　　　　］です。疣腫《ゆうしゅ》による破壊が進むと［　　　　　　　］を来します。感染性心内膜炎《かんせんせいしんないまくえん》を疑うときには、［　　　　　　］と［　　　　　　　　］、必要ならば［　　　　　　　　　］を行います。合併症として、疣腫が一部剥《は》がれて飛んでしまうことで脳梗塞《のうこうそく》などの塞栓症《そくせんしょう》を起こすこともあります。

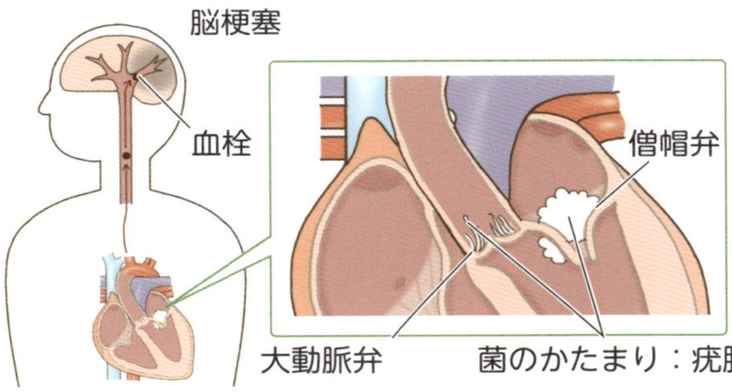

臨床では疣腫のことを vegetation や「ベジ」といいます

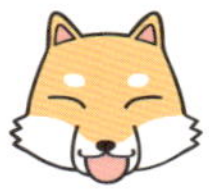

●症 状

- 発熱
- 弁破壊による［　　　　　　　　］
- 塞栓症状（脳梗塞、腎梗塞、脾梗塞）

本症を疑ったら、いち早く血液を採取するとともに、抗菌薬の投与が最も重要です

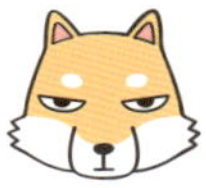

●治 療

原因菌や人工弁、自己弁の違いにより異なりますが、4～8週間にわたる長期的な抗菌薬《こうきんやく》が必要です。血液培養《けつえきばいよう》により原因菌が判明した場合は抗菌薬を変更します。コントロール困難な感染症や心不全、塞栓症リスクが高い場合は手術を行います。

歯周病の進行に伴って菌血症を発症し、感染性心内膜炎になることもあるので、口腔環境を整えることも大事です。

基礎編Ⓑ　おもな循環器疾患と症状、治療を理解する

16 その他の疾患　肺動脈血栓塞栓症

習得のコツ 病態と治療を理解し、迅速な対応ができるようにしましょう。

［　　］に合う語を選んで書き込んでみよう！
下大静脈フィルター　血栓　血栓溶解療法　抗凝固療法　長期臥床　肺動脈

●病態

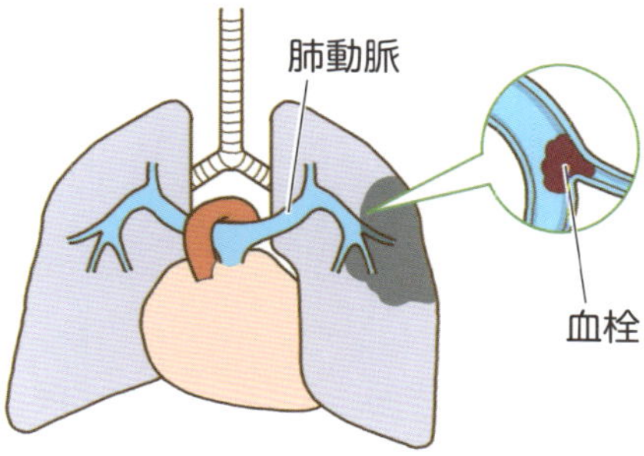

下肢でできた［　　　　　　］が肺の血管（［　　　　　　］）で詰まり、突然の呼吸困難や胸痛など起こし、時には心停止に至ります。［　　　　　　］、長時間座位（旅行、災害時）により血流が停滞することや、血管内皮《けっかんないひ》障害《しょうがい》、血液凝固能亢進《けつえきぎょうこのうこうしん》が主な危険因子となります。車中泊や航空機内では、長時間の同一姿勢や機内の低湿度、脱水などが原因となり、エコノミー症候群を来すこともあります。

診断には造影 CT 検査が必須です

●症状

- 片側の下肢腫脹《かししゅちょう》
- 頻呼吸《ひんこきゅう》
- 頻脈《ひんみゃく》
- 胸痛
- 失神《しっしん》
- ショック

●治療

- ［　　　　　　　　］は必須で、重症度によっては［　　　　　　　　　　］を行います。ヘパリンの持続点滴や DOAC（直接経口抗凝固薬《ちょくせつけいこうこうぎょうこやく》）の内服を行います。

抗凝固療法を行うため、出血傾向がないか観察しましょう

- 重篤なショック、心停止《しんていし》を伴う場合は外科的肺血栓摘除術《げかてきはいけっせんてきじょじゅつ》を行うこともあります。
- 血栓が肺の血管へ飛ばないように［　　　　　　　　　　］を留置することがあります。

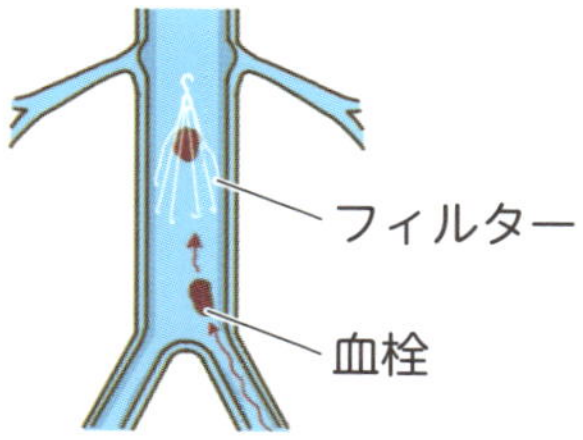

突然の呼吸困難・胸痛・頻脈で採血の D ダイマーが上昇していたら、この疾患が頭に浮かぶようにしましょう。

実践編　疾患別の循環器ケアを理解する

① 循環器疾患の特徴

習得のコツ　疾患・身体症状・アセスメント・治療を一つ一つクリアにしていきましょう。

【　】に合う語を選んで書き込んでみよう！
アセスメント能力　受診の目安　状態把握　情報収集　精神的ストレス
退院に向けた支援　体重　直接的観察力　入院直後

　循環器疾患とは、血液を全身に循環させる臓器である心臓や血管などが正常に働かなくなる疾患です。大別すると高血圧・心疾患、脳血管疾患、動脈瘤などに分類されます。命にかかわる疾患で、[　　　　　]と[　　　　　　　　]が重要です。[　　　　　　]から、退院後を見据えて、退院支援ができるように[　　　　　]を行いましょう。

　状態把握では、フィジカルイグザミネーションである視診・聴診・触診・打診を用いる[　　　　　]や、モニターや検査データを読み込む観察力や[　　　　　]が求められます。

● **病状把握と求められる看護**
- 呼吸数・血圧・脈拍（リズム）・症状の観察
- 心電図波形の変化の観察
- 迅速かつ確実な投薬　● 検査と手術準備の正確さ

> 血圧は「心拍出量×末梢血管抵抗値」で求めることができます

● **日常生活の指導項目**
- 内服薬の種類・作用・副作用と飲み方（薬物療法）　● 適度な運動と休息（運動療法）
- 塩分制限・摂取エネルギー（食事療法）
- [　　　　　]の増加率・血圧値・脈拍測定（検脈）
- 禁煙、生活リズムや[　　　　　　　]の改善
- 症状出現時の対応や[　　　　　　　]

> 患者は社会復帰や入院後の生活について不安を感じています

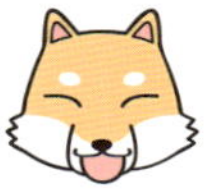

看護のポイント
- 患者の立場に立ち、三日坊主にならない生活指導・介入方法を一緒に考えましょう（身体的・精神的ケアを行い、速やかに疾患の治療・生活指導の介入を行う）。
- 退院後も入院前の生活を継続できるように、社会資源の活用も検討しましょう。

情報をチームで共有して迅速に対応しましょう。

実践編 疾患別の循環器ケアを理解する

② 血管疾患　大動脈瘤のケア

習得のコツ 血圧の急上昇に注意して、破裂を防ぎましょう。破裂の前兆に要注意！

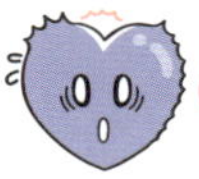

［　　］に合う語を選んで書き込んでみよう！
嚥下困難　下肢のしびれ　血圧上昇因子　高血圧　嗄声　大動脈瘤の部位
動脈硬化　拍動する腫瘤　破裂　腹痛

1 症状の観察

- 瘤《りゅう》による圧迫症状（［　　　　　　］、［　　　　　　］など）や虚血症状（［　　　　　　］、［　　　　　　］など）が出現することもあります。
- 腹部に［　　　　　　］が見られることもあります。
- 腹痛や腰痛は［　　　　　　］の前兆です。ショック状態になる可能性があるため、バイタルサインを確認し、すぐに医師へ報告しましょう。
- 術後の合併症は［　　　　　　］で異なります。
  胸部…塞栓症《そくせんしょう》による脳梗塞《のうこうそく》、脊髄虚血《せきずいきょけつ》による対麻痺《ついまひ》
  腹部…塞栓症によるイレウスや下肢虚血《かしきょけつ》

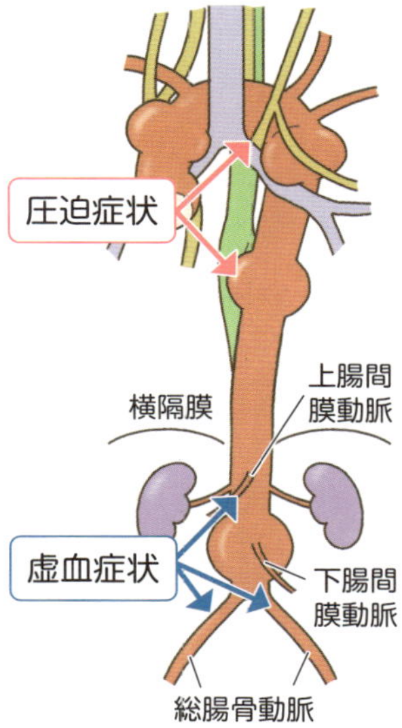

2 看護の実際

［　　　　　　］には要注意です。特に排便時のいきみによる血圧上昇作用は大きいです。日常生活指導では、［　　　　　　］や［　　　　　　］の危険因子に対して指導していきましょう。食事（塩分1日6g未満）、禁煙の指導が大切です。

実際に排便時のいきみで血圧が上昇し、瘤が破裂した症例があります

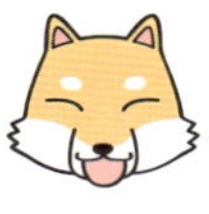

看護のポイント

- 便秘のときには、緩下剤《かんげざい》などを使用するように指導します。また、いきまないように伝えることも重要です。
- 減塩については、病院食と入院前の食事の味の濃さを比べてもらうことで、退院後の食事を想像しやすくなります。

他にも血圧上昇因子がたくさんあるので、勉強の息抜きにどんな因子があるのか考えてみましょう。

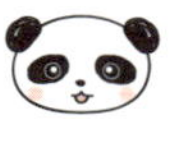

実践編 疾患別の循環器ケアを理解する

③ 血管疾患　大動脈解離のケア

習得のコツ Stanford 分類を理解して、必要な観察や治療を把握していきましょう。

［　　］に合う語を選んで書き込んでみよう！（2 度使う語があります）
安静　血圧の左右差　血圧の指示　血圧の低下　せん妄　疼痛　頻脈

1 症状の観察

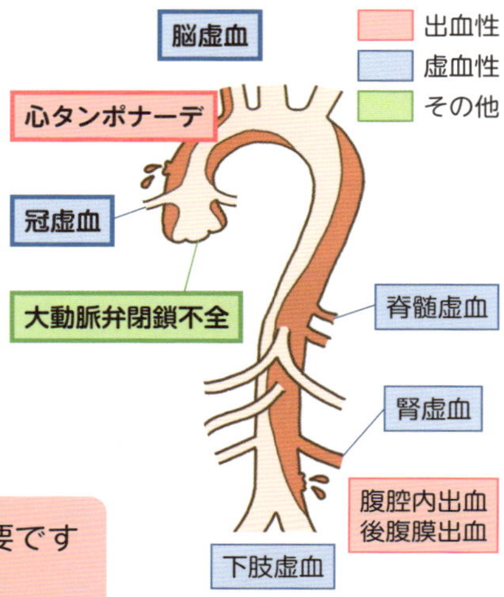

主な合併症

- 上行大動脈《じょうこうだいどうみゃく》に解離《かいり》がある Stanford《スタンフォード》 A 型では、心タンポナーデや急性大動脈《きゅうせいだいどうみゃく》弁閉鎖不全症《べんへいさふぜんしょう》によりショック状態となることがあるため、［　　　　　　］や［　　　　　　］に注意します。
- 偽腔《ぎくう》が開存している場合は、解離の進行や破裂の危険が高くなります。特に四肢の［　　　　　　］や［　　　　　　］の程度に注意します。

偽腔が血栓閉塞するまでは、注意が必要です
血圧の左右差は必ず確認しましょう

2 看護の実際

血圧上昇因子には注意が必要です。手術以外にも降圧療法《こうあつりょうほう》を行うケースがほとんどなので、医師からの［　　　　　　］を確認し、指示範囲内で経過しているか確認します。［　　　　　　］も血圧上昇因子の一つです。疼痛《とうつう》がある場合や出現したときの指示を確認し、観察も行いましょう。

急性期は特に［　　　　　　］も重要になります。疼痛《とうつう》が落ち着くと、治ったと勘違いして安静《あんせい》が守れない患者もいるため、安静の必要性も説明します。また、疼痛や病状への不安、急な入院による環境の変化などで［　　　　　　］を発症するケースもあるため、注意が必要です。

看護のポイント

- 多くのケースでは、収縮期血圧 120mmHg 以下の指示が出ています。それと同時に降圧薬が処方される場合もあるため、処方の確認もしましょう。
- 安静の目的や必要性を理解しているか、患者の言動に注意しましょう。

緊急度・重症度ともに高い疾患なので、不安な患者さんが多いです。
患者さんの気持ちの変化にも注意していきましょう。

実践編　疾患別の循環器ケアを理解する

④ 血管疾患　下肢閉塞性動脈硬化症のケア

習得のコツ 足背動脈と後脛骨動脈の触知ができるようになりましょう。

[　　] に合う語を選んで書き込んでみよう！
間欠性跛行　生活習慣の改善　動脈硬化　動脈の触知　日常生活

1 症状の観察

[　　　　　　　]や安静《あんせい》時《じ》疼痛《とうつう》などの症状で、[　　　　　　　]にどの程度支障を来しているか確認しましょう。

足の潰瘍《かいよう》（写真）や壊死《えし》を伴っている場合は、創傷《そうしょう》処置や感染予防が必要です。足を観察するときは、[　　　　　　　]や冷感の有無、皮膚色に注意しましょう。

足背動脈と後脛骨動脈の血管走行と触知できる場所を右の図に書きましょう

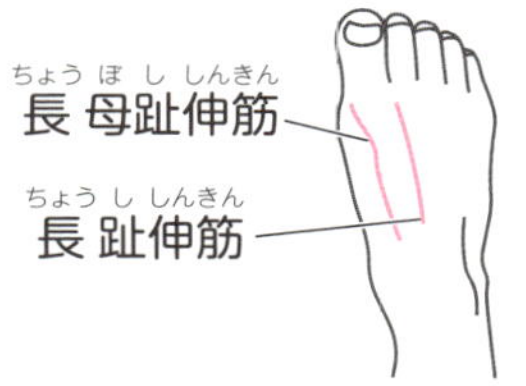

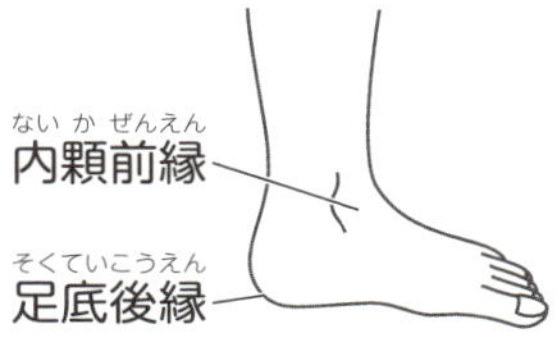

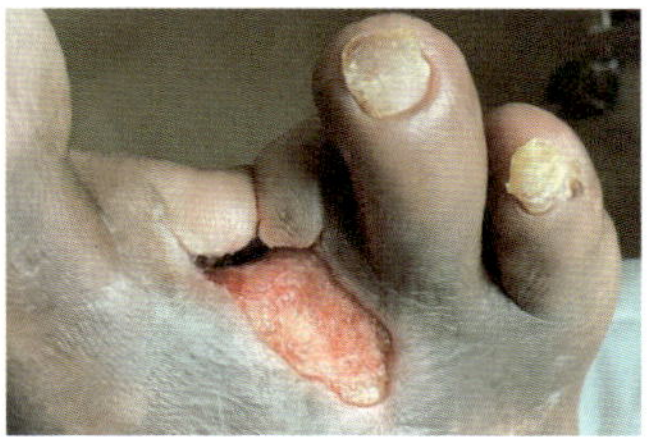

観察のポイント

- 多くの患者が糖尿病を合併しています。血流が悪く、傷が治りにくいことが多いです。創部の観察は毎日行い、変化に注意しましょう。
- 感染徴候（発赤《ほっせき》、疼痛、腫脹《しゅちょう》、熱感《ねつかん》、機能障害、滲出液《しんしゅつえき》）の観察を行いましょう。

2 看護の実際

- [　　　　　　　] による慢性閉塞性疾患《まんせいへいそくせいしっかん》なので、動脈硬化の危険因子に注意しましょう。危険因子はどれも生活習慣に伴うものなので、[　　　　　　　　　] を促す指導が必要です。
- 足の痛みや痺れなどで、転倒する危険性も高いです。新たな傷を作り潰瘍へ進展することもあるため、転倒予防を心がけましょう。
- 禁煙、運動、食事など多くの生活習慣改善が必要になることがあります。まずは患者が無理なく継続できることから行っていきましょう。

循環器疾患は生活習慣の改善を必要とするものがほとんどです。
患者指導と勉強は、どちらもゆっくりじっくり負担なくやっていきましょう。

実践編　疾患別の循環器ケアを理解する

⑤ 虚血性心疾患　狭心症発作時のケア

習得のコツ　身体的苦痛の緩和だけでなく、不安や死の恐怖など精神的苦痛の緩和が重要です。

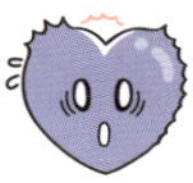

[　　] に合う語を選んで書き込んでみよう！
12誘導心電図　臥位　声かけ　座位　退院後の生活像　投与後　何分後
バイタルサイン　末梢ライン

狭心症《きょうしんしょう》の典型的な症状に胸痛《きょうつう》があります。そのほか、息切れと動悸《どうき》があります。

胸痛時には [　　　　　　　　　] と痛みの強さの確認、[　　　　　　　　　] をとりましょう。

痛みは胸全体に締め付けられるような、圧迫されるような痛みがあり、徐々に強くなっていくのが特徴です

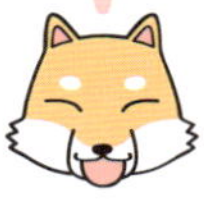

発作時の初期対応

- 酸素が低下している場合、心筋に酸素を供給するため酸素投与を開始します。
- ニトログリセリン投与の際には、血圧が下がり、めまいや気分不快を訴える場合があるので、[　　　　　] または [　　　　　] で投与します。
- ニトログリセリン舌下《ぜっか》投与指示がある場合、[　　　　　] にバイタルサイン・12 誘導心電図を再度とります。心電図の再検査では、[　　　　　] にとるのかを医師に指示を仰ぎます。
- 安静時（無症状時）の心電図があれば、比較します。
- 心電図上、ST 変化や症状の改善がみられない場合、緊急カテーテルや点滴投与が開始される場合があります。[　　　　　　　　] を確保しておきます。
- 血液検査がある場合、心筋マーカーや炎症マーカーに注目しましょう。

特に、12 誘導心電図の ST 変化に注意しましょう

看護のポイント

- 胸痛出現時は患者から離れず、適宜 [　　　　　　　] をしましょう。
- 急性期を脱すると、死への恐怖感よりも退院後の生活についての不安感が出てきます。入院前の生活の状況を把握し、[　　　　　　　　　] について、入院時から患者と一緒に考え、患者の自己決定を尊重しつつ、社会資源利用を含めて検討していきましょう。
- 精神的ストレスは動脈硬化進行の因子となるため、退院指導での介入は不可欠です。

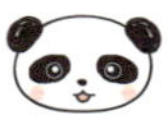

今までに感じたことのない激しい胸痛に、「このまま死んでしまうのでは…」「これからどうなってしまうのだろう…」などの不安感が現れます。患者さんの訴えを傾聴し、不安を表出できるように関わりましょう。

⑥ 虚血性心疾患　狭心症治療のケアと再発予防

習得のコツ　異常の早期発見のため、治療に伴う侵襲を理解しましょう。

［　　］に合う語を選んで書き込んでみよう！（p.45〜46）

意識レベル　飲水　塩分を控える　休薬　血液濃度　健康状態　止血状態
至適薬物療法　症状出現時　情報収集　生活習慣　生活習慣の改善　喫煙
入院と同時　腹八分目　薬物療法

1 看護の実際

- 安定狭心症《あんていきょうしんしょう》…近年、［　　　　　　　　　］（OMT）が重要とされています。OMTとは、運動療法、食事療法、禁煙、血圧管理といった［　　　　　　　　　　］に加えて、［　　　　　　　］を行う治療法です。
- 冠攣縮性《かんれんしゅくせい》狭心症…喫煙や飲酒、生活習慣病を背景とすることがほとんどですが、特定のストレスで攣縮が誘発される場合もあります。そのため、禁煙、禁酒、高血圧・耐糖能《たいとうのう》異常・脂質異常の是正、可能であればストレスの回避などを指導します。また、左心カテーテル検査にてエルゴメトリン負荷試験《ふかしけん》もしくはアセチルコリン負荷試験を行い、冠攣縮が起こるかどうかで診断します。血管拡張薬《けっかんかくちょうやく》の継続により症状が隠されてしまうため、検査の1日前くらいから［　　　　　　］が必要です。

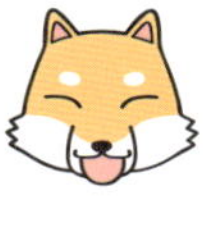

看護のポイント

- 造影剤《ぞうえいざい》の使用に伴い腎機能が悪化する危険性があります。
  ➡帰室後から［　　　　　　］を促します。患者の状態によっては、前日から点滴（ハイドレーション）を行う場合があります。
- カテーテル検査・治療では動脈内にカテーテルを通すことから、塞栓症《そくせんしょう》の危険性があります。
  ➡［　　　　　　　　］や呼吸状態、末梢動脈《まっしょうどうみゃく》が触知できるかを観察しましょう。
- カテーテル検査・治療では動脈穿刺《せんし》のため、穿刺部から出血する危険性があります。
  ➡［　　　　　　　］を観察し、出血した場合は患者から離れず、止血用押《しけつようおう》圧器具《あつきぐ》を使用して圧迫止血を開始します。

心臓に負担のかからない、ストレスをためない生活ができるような看護を心がけましょう。

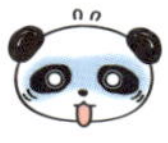

2 再発予防

①入院期間中に疾患の把握から退院後の注意点まで指導を行うために、[　　　　　　　　　] に患者の [　　　　　] を行うことが退院指導への大事な一歩です。

②[　　　　　　　　] の見直し（喫煙、飲酒、食事）、糖《とう》尿病《にょうびょう》・脂質異常症《ししついじょうしょう》の是正、血圧・体重管理、ストレス軽減、継続的な内服、[　　　　　　　　　] の初期対応について患者指導を行います。

情報収集項目

- 既往歴《きおうれき》（糖尿病、高血圧、脂質異常症、心不全《しんふぜん》）
- 食生活（塩分・食事内容・量）
- 性格
- 生活パターン（睡眠、排便、嗜《し》好《こう》、職業）
- 家族歴

●退院指導の内容

①動脈硬化《どうみゃくこうか》を防ぐために生活習慣を見直しましょう。

- 喫煙・飲酒：喫煙はやめ、飲酒はほどほどにしましょう。特に [　　　　　　] は、血管を収縮《しゅうしゅく》させたり、活性酸素《かっせいさんそ》を発生させるなど、動脈硬化の原因となります。
- 運動：有酸素運動《ゆうさんそうんどう》によって体重減少や血糖値・脂質異常の改善が期待でき、リスク低減につながります。

週に 3 回以上、中程度（会話ができる程度）の運動が目安です

- 睡眠：ストレスは自律神経《じりつしんけい》の働きを阻害《そがい》し、血圧を上げ、血管にダメージを与えます。十分な睡眠をとり、体を休めましょう。

②食生活を見直しましょう

- 塩分：高血圧《こうけつあつ》予防のために [　　　　　　　　　] ことが不可欠です。（1 日 6g 未満が目安）
- 脂肪：脂肪は必要な栄養素ではありますが、とりすぎは肥満のもとです。脂身の多い肉や揚げ物は避けるようにしましょう。
- インスタント食品やファストフード：高カロリーで塩分、脂肪分を多く含むものが多いです。なるべく控えるようにしましょう。
- 1 日 3 食を規則正しく：できるだけ同じ時間に、ゆっくりと時間をかけ、[　　　　　　] を心がけましょう。
- 栄養バランス：カロリー量を計算しつつ、必要な栄養を摂取できるように栄養バランスを考えながらメニューを考えましょう。
- 血液に良い食べ物：低脂肪乳、貝類、豆腐、豆乳、ゴマ、シイタケ、緑黄色野菜などは、血中脂肪の改善に効果がある食品です。また、朝は [　　　　　　　] が高くなっているので、起きたら、まずコップ 1 杯の水を飲みましょう。

③定期的に [　　　　　　　] をチェックしましょう。定期的に心電図検査も受けましょう。

自覚症状がない場合もあるため、健康診断はとても大事です

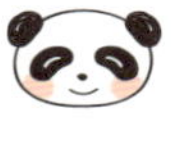

急に発作を起こしたときはとにかく安静にするのが第一ですが、治まってもその後は必ず診察を受けるように患者さんに指導しましょう。

● [　　　　　　　　] がないかを確認しましょう。

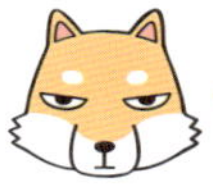

カテーテル治療後に血圧が低下した場合は、出血、アナフィラキシー、迷走神経反射、心タンポナーデといった合併症が考えられます

③ルート類の管理

● 点滴の刺入部：[　　　　　　　　]、腫脹《しゅちょう》、疼痛《とうつう》はないかを確認しましょう。

● 点滴ルート：[　　　　　　　　] や閉塞はないか、[　　　　　　　　　　] や滴下は正しいかを確認しましょう。

● IN/OUT バランス：尿の [　　　　　　　　] を観察しましょう。

④四肢の観察

● [　　　　　　　　] やチアノーゼがないかを確認しましょう。

● 動脈触知：橈骨動脈《とうこつどうみゃく》や足背《そくはい》動脈が触れるかどうかを確認しましょう。

⑤アプローチ部位

…止血用押圧器具《しけつようおうあつきぐ》を使用して、動脈の止血を行うことが多いです。[　　　　　　　　] を医師に確認しましょう。

4 治療後の看護

● 止血用押圧器具の空気を徐々に抜いていく際、圧迫の量が減ることにより、[　　　　] のリスクが高くなります。注意しながら抜きましょう。また、空気を抜いた後は止血できていても、その後、患者が動くことで再出血するリスクが高くなります。必ず、頻繁に訪室し再出血していないかを確認しましょう。

● 圧迫止血後、穿刺側《せんしそく》の手で [　　　　　　　　] を持ったりすることで再出血することもあります。事前に患者に説明しておきましょう。

● アプローチ部位の動脈の拍動が触れるかどうかを確認し、再出血や血腫《けっしゅ》の有無も確認しましょう。足背動脈の触知を行い、[　　　　　　　　] の早期発見に努めましょう。

● 精神的ケア：身体的拘束《こうそく》、苦痛、モニターやルート類など突然の周囲の環境変化により、[　　　　　　　　] を起こすことがあるので、注意しながら観察しましょう。

● 採血データを確認：[　　　　　　　　] の推移に注意しましょう。また、腎機能《じんきのう》、電解質《でんかいしつ》や炎症反応の数値も確認しましょう。

電解質の異常に注意しましょう
特にカリウムの値に異常があると
不整脈の出現につながります

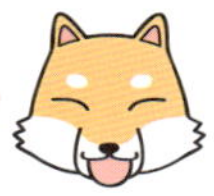

⑧ 虚血性心疾患　心筋梗塞回復期のケア

習得のコツ 病態を理解し、異常の早期発見・合併症予防・安楽な工夫ができるようにします。

［　　］に合う語を選んで書き込んでみよう！

ADL（日常生活動作）　アドヒアランス　冠動脈の循環　行動変容モデル　自覚症状　情報を共有　心電図　退院後の生活像　チーム医療　中断　内服薬の確認　バイタルサイン

1 心臓リハビリテーション（心リハ）

心リハを行うことで、心臓の側副血行路《そくふくけっこうろ》を形成して［　　　　　　　　］を改善し、心臓の予備力を高めます。心リハ開始前には必ず入院前の［　　　　　　　　］を把握し、かつ［　　　　　　　　］をイメージしながら進めていきましょう。

急性期心臓リハビリテーション負荷試験《ふかしけん》の実施中に発作や不整脈《ふせいみゃく》を引き起こす可能性があります。そのため、負荷前後の［　　　　　　　　］［　　　　　　　　］［　　　　　　　　］を観察しながら、心臓の負荷量を増やしていきます。症状や異常が出現したら［　　　　］し、翌日状態を見ながら再開します。必ず医師とほかの看護師にも報告し、チーム内で［　　　　　　　　］します。

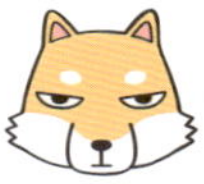

特に高齢者はADL拡大による転倒に要注意です

心リハのステージ進行基準を解答編で確認しよう

2 二次予防（再発予防）

二次予防では、運動、食事、喫煙に関する生活習慣の改善を基本として、抗血栓療法《こうけっせんりょうほう》やスタチンなどを用いた最適な薬物療法を行います。

- 食事療法や運動療法は生活習慣を改善するうえでの基本です。多職種連携《たしょくしゅれんけい》・［　　　　　　　　］の出番です。

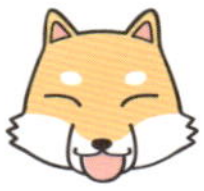

ドクター、ナース、PT、ST、OT、栄養士などと情報共有しながら、患者と家族を含めて指導します

- ［　　　　　　　　］を参考にしながら患者と家族を指導していきましょう。
- 医師から処方された内服薬をしっかり飲むことも再発予防につながります。［　　　　　　　　］向上のため、患者が自分自身の病態について理解することが何より重要です。
- 外来や入院時に［　　　　　　　　］を行いましょう。

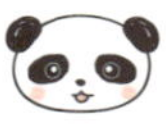

特に高齢者はポリファーマシー（多剤併用による有害事象）が問題となっています。内服薬の内容確認が重要です。

実践編 疾患別の循環器ケアを理解する

⑨ 弁膜疾患　大動脈弁疾患のケア

習得のコツ 患者さんの症状に合わせながら看護ケアを進めることが一番大切です。

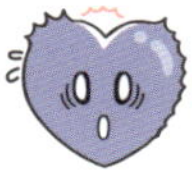

［　　］に合う語を選んで書き込んでみよう！ 安静　息切れ　温度調節　胸痛　最小限　失神発作　心不全症状　水分制限　転倒　努責　氷片　前かがみ

1 看護のポイント

- ［　　　　　　］などの［　　　　　　　　］が見られる場合は、全身状態の把握と安静《あんせい》の保持が重要となります。患者の自覚症状に合わせて、援助していきましょう。
- ［　　　　　　　　］は急激な血圧低下によって脳が酸素不足に陥り、起こります。急変時は意識状態やバイタルサインを確認し、急変時の対応を行います。［　　　　　　　］などしないように環境を整えることも大切です。
- 心不全症状が出現しているときは少しの動作でも負担がかかるため［　　　　　　　］により心負荷を［　　　　　　］にする必要があります。自覚症状に合わせてケアをし、異常があればすぐに医師に報告しましょう。
- 大動脈弁狭窄症《だいどうみゃくべんきょうさくしょう》の場合、冠動脈の狭窄はないのですが、［　　　　　］を自覚することがあります。他の症状と合わせて観察しましょう。

2 ケアのポイント

大動脈弁疾患では高齢患者が多く、身体機能と活動性が低下していることから、自覚症状が乏しい場合も多く注意が必要です。患者と家族に心不全症状について説明しておきましょう。

- **清潔援助《せいけつえんじょ》**…患者の状態に合わせて室内の［　　　　　　　］を行います。急性期は特に心負荷がかからないように物品の準備を行い、短時間で清拭やシャワーが行えるようにします。［　　　　　　　］になる動作はバルサルバ効果により負荷がかかるので、その姿勢を避けるように援助しましょう。また、その必要性も説明しましょう。
- **排泄援助《はいせつえんじょ》**…［　　　　　　　］による血圧上昇や心拍数の増加は心負荷を増加させてしまうため、下剤などで調整しましょう。
- **内服管理**…確実に内服できるように患者に合わせて与薬《よやく》方法を考えます。
- **水分管理**…指示された［　　　　　　　　］が守れるように計画的に配分しましょう。口渇《こうかつ》が強い場合は［　　　　　　　］の摂取を促すように工夫しましょう。

実践編　疾患別の循環器ケアを理解する

⑩ 弁膜疾患　僧帽弁疾患のケア

習得のコツ 患者さんの状態に合わせてケアを行っていきましょう。

[　　] に合う語を選んで書き込んでみよう！
起坐呼吸　拮抗作用　クロレラ　抗凝固　心負荷　水分制限　咳　体位の工夫
納豆　バルサルバ　ワルファリンカリウム　労作時の息切れ

1 看護のポイント

● 僧帽弁狭窄症《そうぼうべんきょうさくしょう》および閉鎖不全症《へいさふぜんしょう》のいずれの場合も、左心不全と右心不全の症状が生じます。最初に現れる症状が、[　　　　　　　　　　] であることが多いです。症状が進むと、安静時の呼吸苦が出現し、横になると [　　　] が出るようになります。その場合、起坐位《きざい》の姿勢になると症状が楽になります（[　　　　　　]）。

● 心不全《しんふぜん》症状が出現している急性期には、安静《あんせい》により心負荷を最小限にして、[　　　　] などを行い患者の苦痛を最小限にしましょう。

● 心房細動《しんぼうさいどう》がある場合、[　　　　　　] 療法が開始されます。初期はヘパリンなどの注射を行い、次第に [　　　　　　　　　　　　　] を効かせていきます。抗凝固薬《こうぎょうこやく》が不足していると血栓《けっせん》のリスクが高くなり、逆に効きすぎると出血のリスクが高まり止血しにくくなります。そのため誤った薬を内服しないように確実に内服管理が行えるような指導が大切です。

2 ケアのポイント

● 清潔援助《せいけつえんじょ》

心負荷《しんふか》がかからないように、物品の準備を行い、短時間で清拭《せいしき》やシャワーが行えるようにします。前かがみになる動作は [　　　　　　　　　] 効果により負荷がかかるのでその姿勢を避けるように援助しましょう。

> 胸腔内圧が上昇し、静脈還流が減少することにより心拍出量の低下を来すことをいいます

● 排泄援助《はいせつえんじょ》…努責《どせき》は [　　　　　　　　] を増加させるため、下剤などで調整しましょう。

● 内服管理…確実に内服できるように患者に合わせて与薬《よやく》方法を考えます。ワルファリンカリウムへの [　　　　　　　　] をもつ食物の摂取に注意しましょう（[　　　　　　　]　[　　　　　　　] など）。

● 水分管理…指示された [　　　　　　　] が守れるように計画的に配分しましょう。また、患者自身が管理を行えるように支援しましょう。

実践編　疾患別の循環器ケアを理解する

⑪ 弁膜疾患　三尖弁疾患のケア

習得のコツ 患者さんの状態に合わせてケアを行っていきましょう。

[　　　]に合う語を選んで書き込んでみよう！　（2度使う語があります）
虚脱感　血栓塞栓　心不全　全身倦怠感　全身浮腫　バルサルバ　ファーラー位
腹水の貯留　前かがみ　右上腹部の不快感

1 看護のポイント

- 三尖弁閉鎖不全症《さんせんべんへいさふぜんしょう》では、重症になると、[　　　　　　　　　　]や[　　　　　　　]、[　　　　　]などの右心不全症状が現れます。さらに症状が進むと、[　　　　　　　]や[　　　　　　　]がみられ、腸管吸収の障害による栄養失調につながる可能性があります。腹部症状などもしっかり観察し、食事摂取量も聴取しましょう。
- 三尖弁狭窄症《きょうさくしょう》の原因の多くはリウマチ熱であり、僧帽弁《そうぼうべん》狭窄症も併発していることが多く、右心不全症状と合わせて、呼吸症状にも注意しましょう。
- [　　　　　　　]症状、[　　　　　　　]症状があるため、症状を観察し、これらを予防・軽減していく看護が必要です。
- 回復に伴い安静《あんせい》度は拡大するため、運動負荷により[　　　　　　　]症状が悪化しないか症状に注意します。

2 ケアのポイント（急性期～慢性期）

●清潔援助《せいけつえんじょ》…急性期は、患者の状態に合わせて室内の温度調節を行います。心負荷《しんふか》がかからないように、物品の準備を行い、短時間で清拭《せいしき》やシャワーが行えるようにします。[　　　　　　　]になる動作を避けるように援助しましょう。

慢性期は、回復に合わせて患者自身で実施してもらうようにしましょう。その際、[　　　　　　　]効果がかからない方法を指導しましょう。

●体位の工夫

肺うっ血に伴う呼吸困難感《こきゅうこんなんかん》がある場合には、[　　　　　　　　　　]やセミファーラー位にし、枕を用意して寄りかかれるように工夫しましょう。

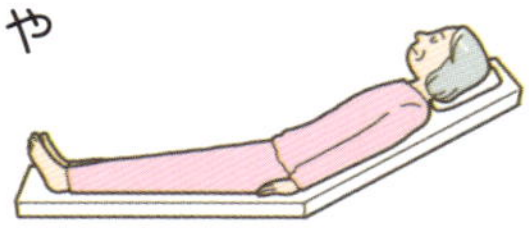

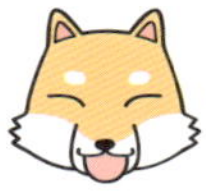

排泄援助、内服管理、水分管理については
僧帽弁疾患のケアと同様に行いましょう

実践編 疾患別の循環器ケアを理解する

⑫ 弁膜疾患　弁膜症の合併症と再発予防のケア

習得のコツ 患者さんの状況を自分に置き換えて考えてみると想像しやすくなります。

[　　]に合う語を選んで書き込んでみよう！
感染性心内膜炎　感染予防　抗菌薬　口腔内ケア　体重変化　むくみ

1 合併症の予防

術後は何らかの原因で血液から病原体が入り、心臓の中にある弁、腱索、心臓の壁に細菌がくっつき感染を起こす[　　　　　]が起こることがあります。菌のかたまりのことを疣腫といいます。感染のきっかけとして、口腔内の清潔が保てていないことや歯科治療があります。[　　　　　]と、抜歯などの治療前は必ず[　　　　　]を服用することが大切です。

看護のポイント
- 口腔内のケアが適切に行えているか、清潔が維持できるような指導や援助が大切です。
- 口腔ケアは非常に大切なので、術前からしっかり指導するようにしましょう。

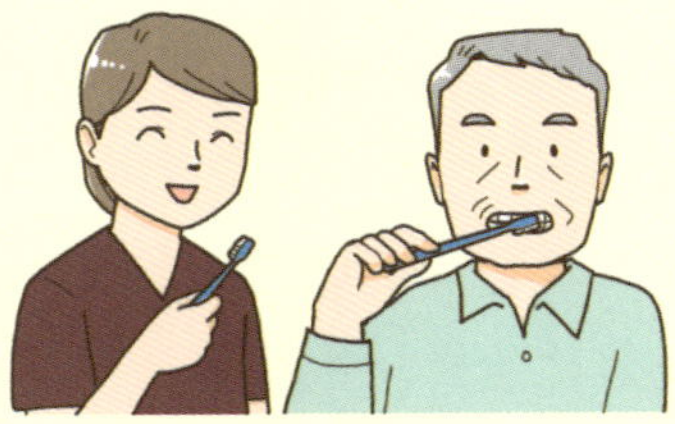

2 再発予防

- 生活習慣に合わせて運動は適度に行ってもらうようにしましょう。しかし、過度な運動は避けるように指導しましょう。
- 自宅で[　　　　　]や[　　　　　]がないかチェックするように、患者や家族に指導していきましょう。

看護のポイント
- [　　　　　]行動は毎日の習慣にできるように指導しましょう。
- 患者自身が自己管理を行えるように個別性のある支援をしましょう。
- 患者に合わせて、また家族も交えながら一緒に行っていくことが、継続につながります。

あなたに救われる患者さんがたくさんいますよ。

⑬ 不整脈　頻脈性・徐脈性・致死性不整脈のケア

習得のコツ 対応を具体的に意識しながら勉強していきましょう。

［　　］に合う語を選んで書き込んでみよう！
意識と脈　症状　種類と投与量　手足の麻痺　転倒　バイタルサイン
ベッドサイドを離れず

不整脈《ふせいみゃく》を発見した際には［　　　　　　　　　　］と［　　　　　］を確認して医師へ報告することが重要です。また、モニターが正しく付いていないときや、歯磨きなどをしているときは心電図にノイズが入りやすいです。モニターが正しく付いているのか、患者が何をしているのか確認しましょう。

1 頻脈性《ひんみゃくせい》不整脈のケア

- 心房細動《しんぼうさいどう》の場合は血栓《けっせん》による脳梗塞《のうこうそく》のリスクがあるので、［　　　　　　　　　　］や呂律困難《ろれつこんなん》、意識レベルの低下に注意しましょう。
- 電気的除細動《でんきてきじょさいどう》を行う場合は鎮静薬《ちんせいやく》を投与して、入眠した状態で行います。鎮静薬の［　　　　　　　　　　］を医師へ確認しましょう。緊急時の対応も事前に準備しておきましょう。
- 抗不整脈薬の投与で別の不整脈が誘発されることがあるので、投与中・投与後もモニターの観察が重要です。

2 徐脈性《じょみゃくせい》不整脈のケア

- モービッツ型房室《がたぼうしつ》ブロックや完全房室ブロックでは失神《しっしん》を起こすことがあるので、［　　　　　］による外傷に気をつけましょう。安静度《あんせいど》についても確認しましょう。
- β遮断薬《べーたしゃだんやく》や抗不整脈薬が原因の場合があるので、中止の有無を医師へ確認しましょう。

3 致死性《ちしせい》不整脈のケア

- すぐに患者の［　　　　　　　　　　］の有無を確認し、医師へ報告しましょう。
- 人をなるべく多く集めてBLS（一次救命処置）、ACLS（二次救命処置）を行いましょう。
- 日頃から緊急対応を意識して、救急カート内の薬剤や除細動器の使用方法を確認しておくことが必要です。
- 致死性不整脈が停止した後も、再び不整脈が出現する可能性があるので［　　　　　　　　　　］に患者の状態に気を配りましょう。
- 原因を検索するための採血《さいけつ》や画像検査を行うか医師へ確認しましょう。

実践編　疾患別の循環器ケアを理解する

⑭ 不整脈　ペースメーカ・ICD のケア

習得のコツ　術後～退院後の生活を見据えた看護が必要です。

［　　］に合う語を選んで書き込んでみよう！　(p.56～57)
12誘導心電図　植込み　肩より上　気胸　誤作動　自己検脈　自動応答
心タンポナーデ　センシング　創部感染　転倒　ペーシング　ペーシング不全
リード線の逸脱　　（2 度使う語があります）

1 術前のケア

- 植込み部位を確認し、皮膚を清潔に保ちます。［　　　　　］側と同側腕《どうそくわん》に 20G またはそれより太い留《りゅう》置《ち》針《しん》が入っていることを確認します。
- 術前の 1 時間以内に抗菌薬《こうきんやく》の投与を行います。
- 心電図モニターを必ず装着しモニタリングします。失神《しっしん》や致《ち》死《し》性《せい》不《ふ》整脈《せいみゃく》の既往がある患者は特に［　　　　　］のリスクも高いです。

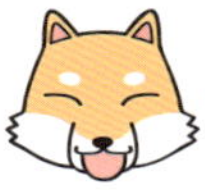

移動の際は必ず付き添うようにしましょう

2 術後のケア

帰室直後は［　　　　　　　　］をとり、ペースメーカのモードや設定値を確認します。

●ペースメーカのモード

1 番目の文字	2 番目の文字	3 番目の文字	4 番目の文字
［　　　　　］する部位	［　　　　　］する部位	［　　　　　］した後どう応答するか	心拍数の［　　　　　］調整機能
A：心房 V：心室 D：心房と心室	A：心房 V：心室 D：心房と心室	I：抑制 （ペーシングをしない） T：トリガー （自己の刺激に合わせてペーシングをする） D：I と T の両方の機能	R：あり

●合併症…持続的にモニタリングを行い、以下の合併症に注意しながら観察をします。

①［　　　　　　　　］：ペースメーカの設定値通りにペーシングが機能しているかモニターで確認をします。

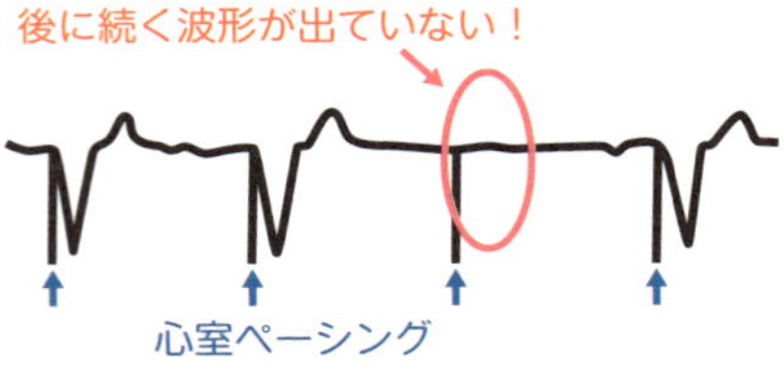

②[　　　　　　　　]：留置したリードがずれてしまうことがあります。術後、腕を大きく動かしたり、大きく深呼吸したりすることが原因で起こります。

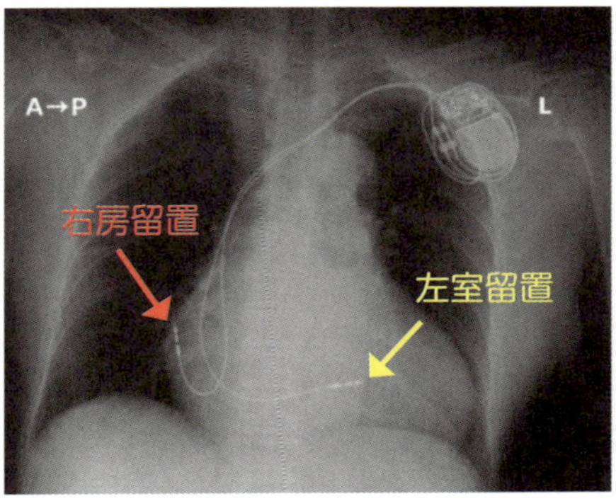

植込み直後（正常）

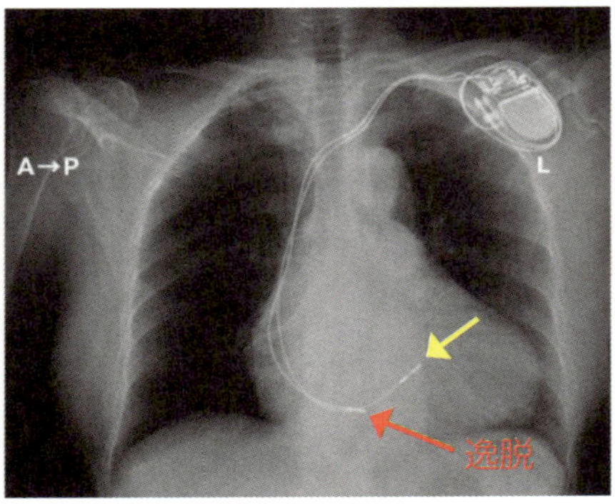

リードの逸脱

気づいたらすぐにドクターコールをしましょう

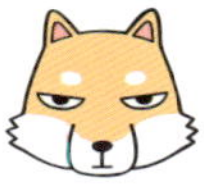

③［　　　　　　］：創部《そうぶ》からの出血、発赤《ほっせき》、熱感《ねつかん》、腫脹《しゅちょう》などがないか毎日確認します。感染を防ぐために、毎日泡で優しく洗うようにします。

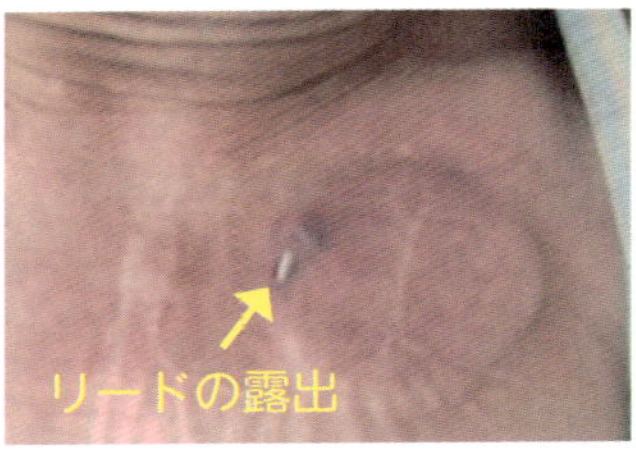

植込み周囲全体に発赤がみられ、感染した場合、抗菌薬の投与が必要です
ペースメーカ本体やリードを取り除かなければいけない場合もあります

④[　　　　　]、[　　　　　　　　]：リード挿入時に肺を傷つけてしまったり、心臓壁を貫いたりすると起こる合併症です。バイタルサインに注意しましょう。

●**退院指導**…合併症の注意に加え、パンフレットなどを用いて分かりやすく伝えます。

①[　　　　　]：患者自身が自分の脈を測り、ペースメーカが正常に動いているかどうかを確認できるようにしておくことが大切です。設定されている回数より下回ることが続くようであれば、すぐに受診するように伝えましょう。

②生活上の注意点：ペースメーカの［　　　　　］を防ぐために、体に直接電気が流れる可能性がある電気機器類の使用には注意が必要です。また、退院直後は植込み側の手で重い物を持ったり、腕を［　　　　　］へ上げたりしないように説明します。ICD 植込みの場合、作動時のショックや恐怖は大きいです。精神的なサポートも忘れないようにしましょう。

一人一人の患者の生活スタイルを読み取り、退院後に患者が困らないような指導ができるように介入しましょう

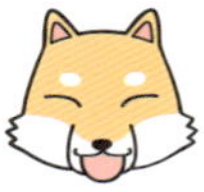

実践編 疾患別の循環器ケアを理解する

⑮ 不整脈 アブレーション後のケア

習得のコツ 起こり得る合併症と症状を結びつけながら考えていきましょう。

［　　］に合う語を選んで書き込んでみよう！（p.58～59）

横隔神経麻痺　嘔気･嘔吐　気胸　血腫　血栓･空気塞栓症　呼吸困難　出血
食道損傷　徐脈　心タンポナーデ　心不全　腎不全　鎮静麻酔薬　同一体位　動悸
不整脈　バイタルサイン　激しい運動　ベッド上安静

1 治療当日

帰室直後から圧迫解除時間までは［　　　　　　　　　］です。

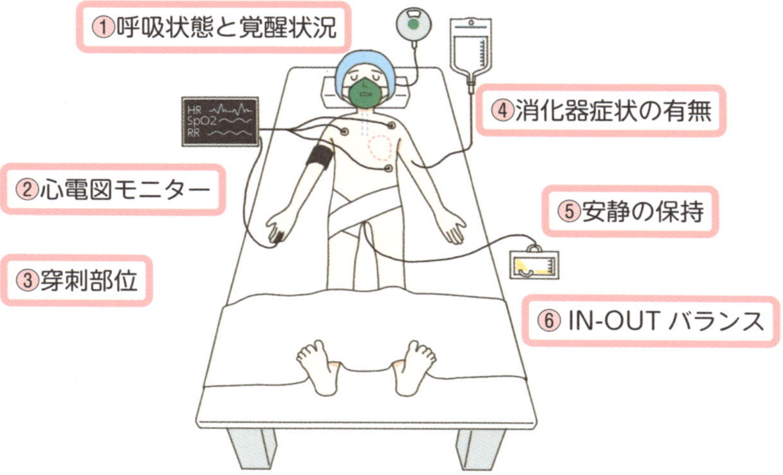

術中からの継続看護ができるよう、各項目に沿って観察していきます

①呼吸状態と覚醒《かくせい》状況：［　　　　　　　　　］の影響により、覚醒が不十分な場合があります。［　　　　　　］や［　　　　　　　　　］により呼吸状態が不安定なことがあります。必要であれば継続的に酸素投与をします。

手術中、挿管していた場合は口腔内の皮膚の損傷などがないかもあわせて確認しましょう

②心電図モニター：術直後の心筋はやけどをしている状態であり、組織が不安定なため心房細《しんぼうさい》動《どう》や心室頻拍《しんしつひんぱく》などの［　　　　　　］が出やすい状況にあります。また、カテーテルでの焼灼《しょうしゃく》（または冷却）中に正常な刺激伝導系《しげきでんどうけい》を傷つけてしまい、房室《ぼうしつ》ブロックや洞不全《どうふぜん》などの［　　　　　　］になることがあります。

③穿刺《せんし》部位：止血がうまくいかないと、出血や［　　　　　　］を引き起こす可能性があります。

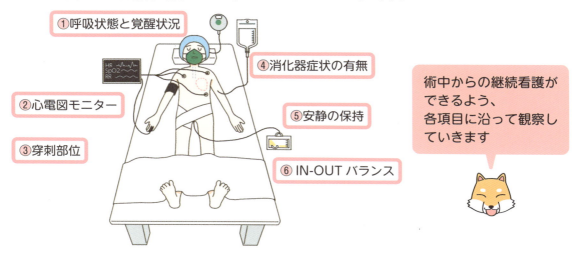

④消化器症状の有無：治療中に心臓の後ろにある食道やその周囲の神経を傷つけてしまうことで食道と胃の動きが悪くなり、［　　　　　　　］や下痢などの症状を起こす場合があります。

⑤安静の保持：手術後は［　　　　　　　］による安静が必要です。腰痛などの痛みを訴える患者も多くいます。適切なポジショニングや鎮痛薬《ちんつうやく》の使用により、苦痛の軽減ができるよう介入します。

⑥ IN-OUT バランス：治療中に造影剤《ぞうえいざい》を使用することもあります。また、手術中に輸液が多く入ることもあり、全身麻酔で治療している場合は尿量が減少し、バランスが崩れやすくなります。［　　　　　　］や［　　　　　　］の既往がある患者には特に注意が必要です。

●重篤《じゅうとく》な合併症

●［　　　　　　　　　　］…カテーテル操作により、心臓の血管や筋肉が傷ついてしまうことで起こります。心嚢穿刺《しんのうせんし》が必要になることもあります。

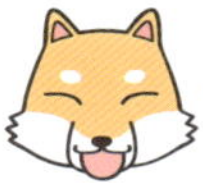

血圧低下、心拍数の増加などに注意しましょう

●［　　　　　　　　　　］…治療した部位から血栓《けっせん》が生じたり、手術中に何らかの操作で空気が混入したりしてしまうことで、それらが脳や肺に飛んで血管を塞いでしまうことがあります。

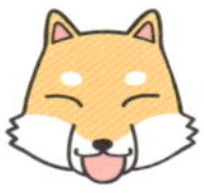

胸痛や呼吸困難（呼吸回数の増加）がないか、足背動脈の触知ができるかを確認します

●［　　　　　　］…特に左房後壁を焼灼する際には、食道まで傷つけてしまう可能性があります。嚥下時の違和感や痛みがあれば、必ず医師に報告しましょう。

●圧迫解除と初回歩行

当院では、通常、４時間後に圧迫解除、５時間後に歩行可能となりますが、止血デバイスを使用している場合は、２時間後に圧迫解除、３時間後に初回歩行ができます。異常がある場合や合併症を起こしている場合は延長されます。初回歩行時には、［　　　　　　　　　　］の変動や［　　　　　　］のリスクも高くなるため、慎重に行う必要があります。

2 翌日以降　合併症の観察とともに、退院に向けての指導を行います。

●再発の徴候（［　　　　　　］や［　　　　　　］）がある場合はすぐに受診しましょう。

●手術直後は［　　　　　　　　　］は控えましょう。

●処方された薬は必ず内服しましょう。

●穿刺部は清潔に保ちましょう。

実践編 疾患別の循環器ケアを理解する

⑯ その他の疾患　心不全のケア

習得のコツ 心不全の原因をアセスメントしてケアを行っていきましょう。

[　　] に合う語を選んで書き込んでみよう！
過活動　高血圧　食事　腎不全　スケジュール　ストレス　増悪因子　体液過剰
怠薬　内服薬　認知機能

1 要因のアセスメント

バイタルサインに加え、どのような心不全《しんふぜん》症状が出現しているのか観察が必要です。また、心不全の原因となっている疾患や [　　　　　] について情報収集することが重要です。

●**原因疾患**…心臓によるものとして [　　　　　]、心筋梗塞《しんきんこうそく》、弁膜症《べんまくしょう》、不整脈《ふせいみゃく》、心筋《しんきん》症《しょう》、心筋炎《しんきんえん》、先天性心疾患《せんてんせいしんしっかん》などがあります。そのほか、[　　　　　]、肺炎《はいえん》、甲状腺《こうじょうせん》機《き》能異常《のういじょう》などがあります。

●**日常生活の要因**

- 塩分過多…ナトリウムが血管内に水分を引き込むため、[　　　　　] となります。
- [　　　　　] …必要な内服をせず、病状が悪化します。
- [　　　　　] …心臓に負荷がかかる活動をすることで心不全につながることがあります。
- [　　　　　] …交感神経《こうかんしんけい》が亢進《こうしん》することで血圧上昇や頻脈《ひんみゃく》などが起こります。
- その他…飲酒、喫煙、妊娠などがあります。

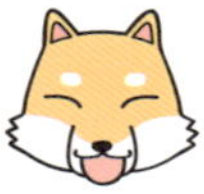

情報収集のポイント

- 浮腫《ふしゅ》や息切《いきぎ》れを心不全の症状であると、患者自身が把握できていたか
- 普段、どのような [　　　　　] をとっていたか
- [　　　　　] はしっかり飲めていたか
- 1日の [　　　　　]：仕事内容や日常生活の家事などが過活動の要因となります。
- 高齢者の場合、[　　　　　] は保たれているか：認知機能《にんちきのう》が低下している場合、本人だけでなく家族も含めた指導や社会サービス介入の調整が必要です。

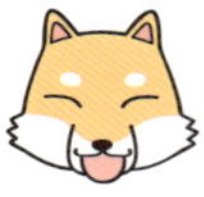

高齢者の心不全が増えています
退院に向けて社会福祉士や退院支援看護師と早期からの連携が必要です

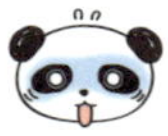

心不全管理は日常生活の是正や制限が必要になることがあります。
病態だけでなく、患者さんの背景をしっかり把握して生活指導をしていくことが必要です。

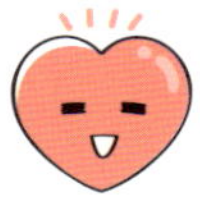

[　　　] に合う語を選んで書き込んでみよう！

ADL低下　塩分管理　刺入部　静脈炎　心臓リハビリテーション　水分制限
全身状態　早期受診　体重測定　内服管理　尿回数　ルート管理

2 急性期の看護（症状緩和）

- バイタルサインの変動がないか、[　　　　　　　] の観察が必要です。体液過剰《たいえきかじょう》があると体重増加が起こります。心不全の状態や薬剤調整の把握のため [　　　　　　　] を行います。
- 安静：水分出納《すいとう》を把握することや活動による循環動態の変動を避けるために尿道カテーテルを留置することがあります。疼痛《とうつう》や不快感につながることもあるため、必要性をしっかり説明しましょう。
- 薬物治療ではカテコラミンや抗不整脈薬《こうふせいみゃくやく》、利尿薬《りにょうやく》など重要な薬剤を使用するため、効果や副作用を理解する必要があります。薬剤が多くなるとルート類が多くなり、カテコラミンでは [　　　　　　　] のリスクも上がります。[　　　　　　　] の観察や [　　　　　　　] が重要です。
- 病院食は減塩食になります。入院中は [　　　　　　　] が指示されることがあります。必要性を説明しましょう。

病院食を薄いと感じる人は普段の食事が塩分過多になっている可能性が高いです

3 慢性期の看護（日常生活指導）

循環動態が落ち着いてきたら、退院に向けて日常生活指導が必要になってきます。心不全になった要因をアセスメントしながら、日常生活指導を行います。

- [　　　　　　　] …自己中断することがないよう指導しましょう。高齢者で飲み忘れがある場合はお薬カレンダーなどを活用しましょう。
- [　　　　　　　] …栄養科と連携して、本人や家族へ栄養指導を行いましょう。
- [　　　　　　　　　　　　　　] （心リハ）…心リハは、心臓の予備力を高めます。また、[　　　　　　　] を予防し、QOL 向上を目指します。

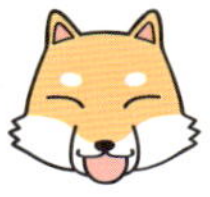

退院前指導のポイント

①退院後の生活や注意点について、必要性も含めてしっかり説明しましょう。

- 血圧・脈拍・体重の測定
- 塩分管理など日常生活上の注意点
- 心不全症状の観察（浮腫の見方、[　　　　　] の減少、労作時《ろうさじ》の息切れ、体重増加など）
- [　　　　　　　] のポイント

②退院時に水分制限が解除される場合もありますが、医師へ確認しましょう。

さまざまな制限があり身体的だけでなく、精神的にもつらい時期です。
そのような患者さんの気持ちに寄り添えるよう関わりましょう。

⑰ その他の疾患　心筋症のケア

習得のコツ 心筋症にはさまざまな種類があるため、それらを踏まえてケアを行いましょう。

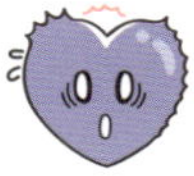

［　　］に合う語を選んで書き込んでみよう！ 胸痛　血栓　若年層　収縮する　出血　心不全症状　立ちくらみ　脱水　浮腫　めまい　モニター管理

1 症状の観察

心筋症《しんきんしょう》は、心臓の構造的・機能的異常を伴うため、心不全《しんふぜん》の症状を呈する場合が多いです。

肥大型《ひだいがた》心筋症	拡張型《かくちょうがた》心筋症
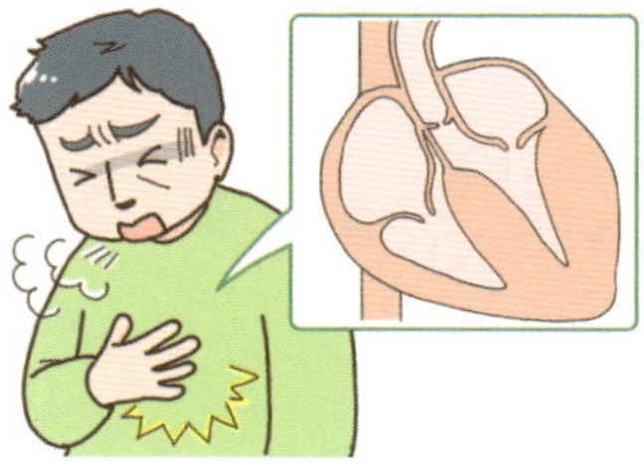	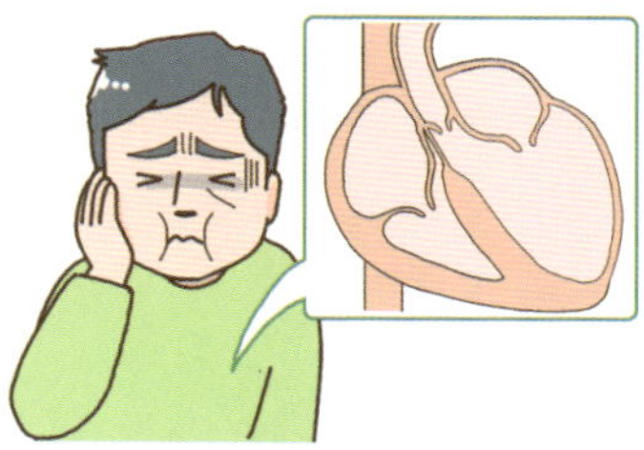
●呼吸困難、［　　　　］、動悸など肥大に伴う症状 ●［　　　　　］、失神、動悸など不整脈による症状	●呼吸困難、［　　　　］、易疲労感、食欲不振など心不全症状、 ●［　　　　］、失神、動悸など不整脈による症状

2 看護の実際

- 心筋症では心臓のポンプ機能が障害されて、［　　　　　　］が出現することがあります。どのような症状が出ているかを観察し、適切な薬物治療が行えるようなケアが必要です。
- 閉塞性《へいそくせい》肥大型心筋症は、［　　　　］により左室《さしつ》流出《りゅうしゅつ》路《ろ》狭窄《きょうさく》を増悪させてしまうため注意が必要です。
- 拡張型心筋症による心腔内の拡大や心房細動《しんぼうさいどう》により［　　　　］ができる可能性があります。そのような場合は、抗凝《こうぎょう》固《こ》薬《やく》を内服します。そのため、［　　　　］傾向に注意が必要です。また、心室細動《しんしつさいどう》など致《ち》死《し》性《せい》不《ふ》整脈《せいみゃく》が出現する可能性もあるため、［　　　　］が重要です。
- 拡張型心筋症では、心臓が［　　　　　　］機能が低下することがあります。重症な場合は心臓再同《しんぞうさいどう》期《き》療法《りょうほう》（CRT）の適応となります。
- 心筋症は［　　　　　　］で発症することもあり、仕事盛りや出産などさまざまなライフステージにある患者もいます。その中で心筋症による生命の危機や生活上の制限がかかることによる精神的なストレスも多くなります。

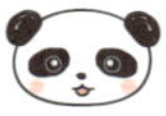
身体的な症状緩和だけでなく、不安の軽減など精神的ケアも行えるよう頑張りましょう。

⑱ その他の疾患　心筋炎のケア

習得のコツ 少ない症例ですが重症化することもある疾患です。しっかり復習しましょう。

[　　] に合う語を選んで書き込んでみよう！
感冒　消化器　心室細動　心不全　心不全症状　不整脈　モニター管理　薬物治療

1 症状の観察

無症状から致《ち》死《し》性《せい》不《ふ》整脈《せいみゃく》による突然死まであり、幅広くさまざまな症状があります。

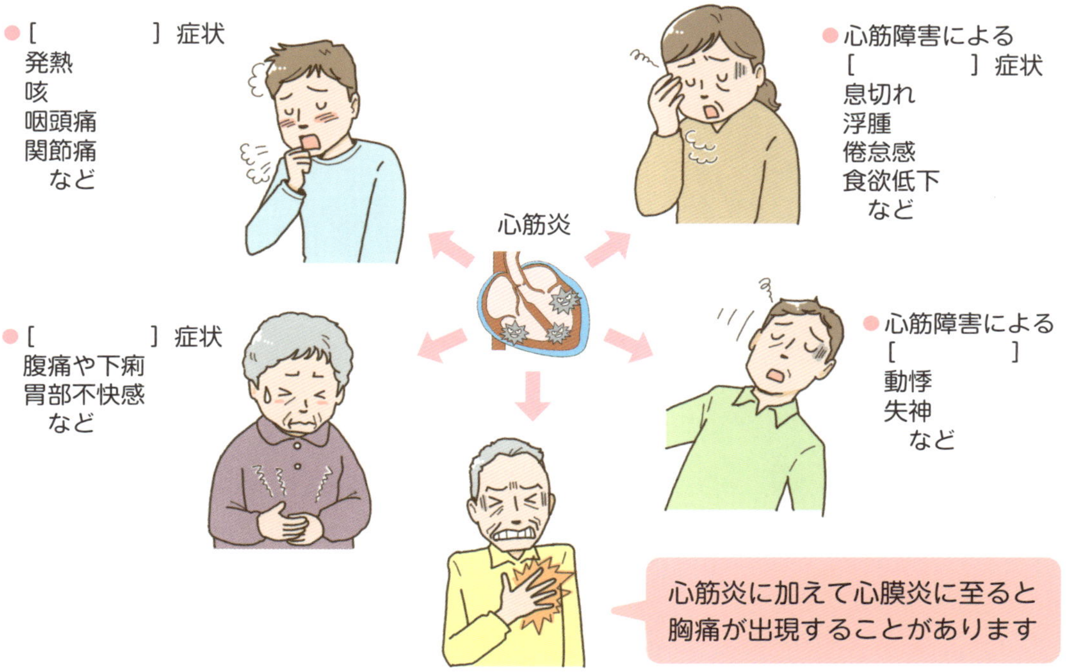

2 看護の実際

- 心筋炎《しんきんえん》では心臓のポンプ機能が障害されて、[　　　　　　] が出現することがあります。
- 抗菌薬《こうきんやく》など適切な [　　　　　　] が行えるようケアが必要です。
- 心筋障害による致死性不整脈である [　　　　　　] が出現する可能性もあるため、[　　　　　　] が重要です。

発熱や消化器症状など症状が多岐にわたります。
患者さんにどんな症状が出ているかを把握し、症状緩和に努めましょう。

19 その他の疾患　感染性心内膜炎のケア

習得のコツ 症状緩和に努めましょう。

［　　］に合う語を選んで書き込んでみよう！
息切れ　意識レベル　クーリング　下痢　紅斑　歯周病　心電図モニター
精神的ケア　点状出血　長期入院　発熱　浮腫　麻痺　虫歯

1 症状の観察

症状が多岐にわたるため、バイタルサインとともに全身の観察が必要になります。

- 感染による［　　　　　　］がみられます。
- 弁が破壊されることによる心不全症状（［　　　　　　］や［　　　　　　］など）が出現することがあります。
- 疣腫《ゆうしゅ》が血管を閉塞することにより、脳梗塞《のうこうそく》や心筋梗塞《しんきんこうそく》が起こることがあります。［　　　　］や［　　　　　　］の有無、［　　　　　　　　］の観察が必要です。
- ［　　　　　　］や［　　　　　　］など皮膚症状が出現することがあります。清潔ケア時などのときに全身の観察を行いましょう。
- 長期間の抗菌薬《こうきんやく》投与で［　　　　　　］を起こすことがあります。

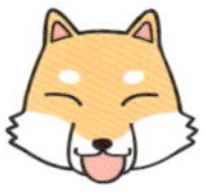

高齢者など、おむつを装着していると皮膚トラブルの原因になります

2 看護の実際

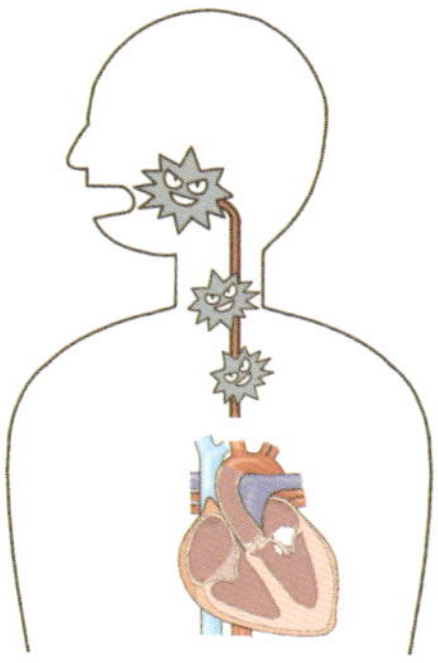

- 感染性心内膜炎《かんせんせいしんないまくえん》の最も多い原因が［　　　　　　］や［　　　　　　］による口腔内の環境です。そのため、口腔衛生《こうくうえいせい》の必要性を指導しましょう。
- 発熱時には、［　　　　　　］や適切な解熱薬《げねつやく》の投与を行います。
- 抗菌薬の投与が重要になります。確実に投与できるようにしましょう。
- 抗菌薬は約６週間と長期間投与する必要があるため、［　　　　　　］となります。また、人工弁や人工血管などの人工物に感染が及んでいる場合は、再手術になる可能性もあります。そのため、患者や家族は不安を抱き、ストレスも大きくなります。しっかり傾聴《けいちょう》して、［　　　　　　］に努めましょう。

実践編 疾患別の循環器ケアを理解する

⑳ その他の疾患　肺塞栓症のケア

習得のコツ 患者さんの表情をよく観察しながらケアを行うようにしましょう。

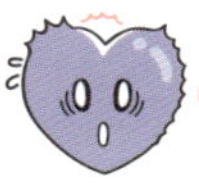

［　　］に合う語を選んで書き込んでみよう！
浣腸　色調　出血　心負荷　深部静脈血栓　弾性ストッキング

1 症状の観察

肺塞栓症《はいそくせんしょう》は下肢の［　　　　　　　　］が原因の大半を占めています。下肢や骨盤腔《こつばんくう》などの深部静脈《しんぶじょうみゃく》において作られた血栓《けっせん》が遊離して起こります。

- 突然の呼吸困難や胸痛が見られます。
- 下肢［　　　　　　］の変化や歩行時の痛みなどの観察が大切です。

2 看護の実際

- 呼吸困難が見られた場合は医師に報告し、酸素投与を行い、患者の楽な体勢を作ることが必要です。
- 呼吸の変化、酸素飽和度《さんそほうわど》の低下、チアノーゼなどの観察を行い、早期異常発見に努めます。
- 二重負荷や前かがみになる動作は、［　　　　　　］になるためできるだけ避けましょう。

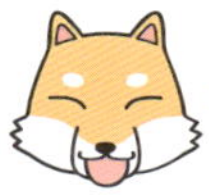

二重負荷とは、食事をする、排便する、運動するなどの運動動作を立て続けに行い、心臓に大きく負担をかけることです

- 努責《どせき》による血圧上昇や心拍数の増加は、心負荷《しんふか》を増強させるため、下剤を使用して調整しましょう。
- ［　　　　　　］は腹腔内圧を高めて心負荷になるため、できるだけ避けましょう。
- 下肢の観察を毎日行うように患者に指導し、下肢の疼痛《とうつう》・腫脹《しゅちょう》・熱感《ねつかん》・浮腫《ふしゅ》などがないか日頃の変化を見逃さないようにしましょう。
- 慢性期では、退院に向けて下肢の運動の継続や［　　　　　　　　　　］着用の必要性を説明し、再発予防を指導していきましょう。
- 肺塞栓症の治療で使用する薬剤は、血栓溶解剤《けっせんようかいざい》や抗凝固薬《こうぎょうこやく》です。［　　　　　　］傾向になるため注意しましょう。

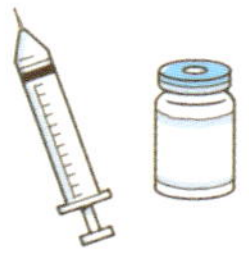

ヘパリンナトリウム
（静脈注射）
血栓溶解剤

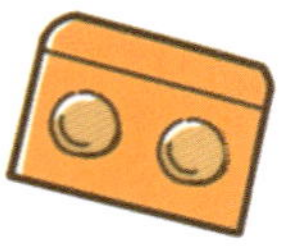

ワルファリンカリウム
（経口投与）
抗凝固薬

実践編 疾患別の循環器ケアを理解する

㉑ 急変時の初期対応　BLS（一次救命処置）

習得のコツ 研修や演習でイメージを固めて、自分ができることからやっていきましょう。

[　　] に合う語を選んで書き込んでみよう！

10秒以内　30：2　CPR（心肺蘇生法）　CPR開始　応援要請　確実な脈拍
胸骨圧迫のみ　心肺停止　正常な呼吸　第一発見者　電気ショック

BLSとは、[　　　　　　　　] または呼吸停止に対する一次救命処置のことで、専門的な器具や薬を使用せずに行います。発見から [　　　　　　　　　　　　] が開始されるまでの時間が予後に大きな影響を及ぼすため、発見してからの行動をいかに早く行うかが重要です。

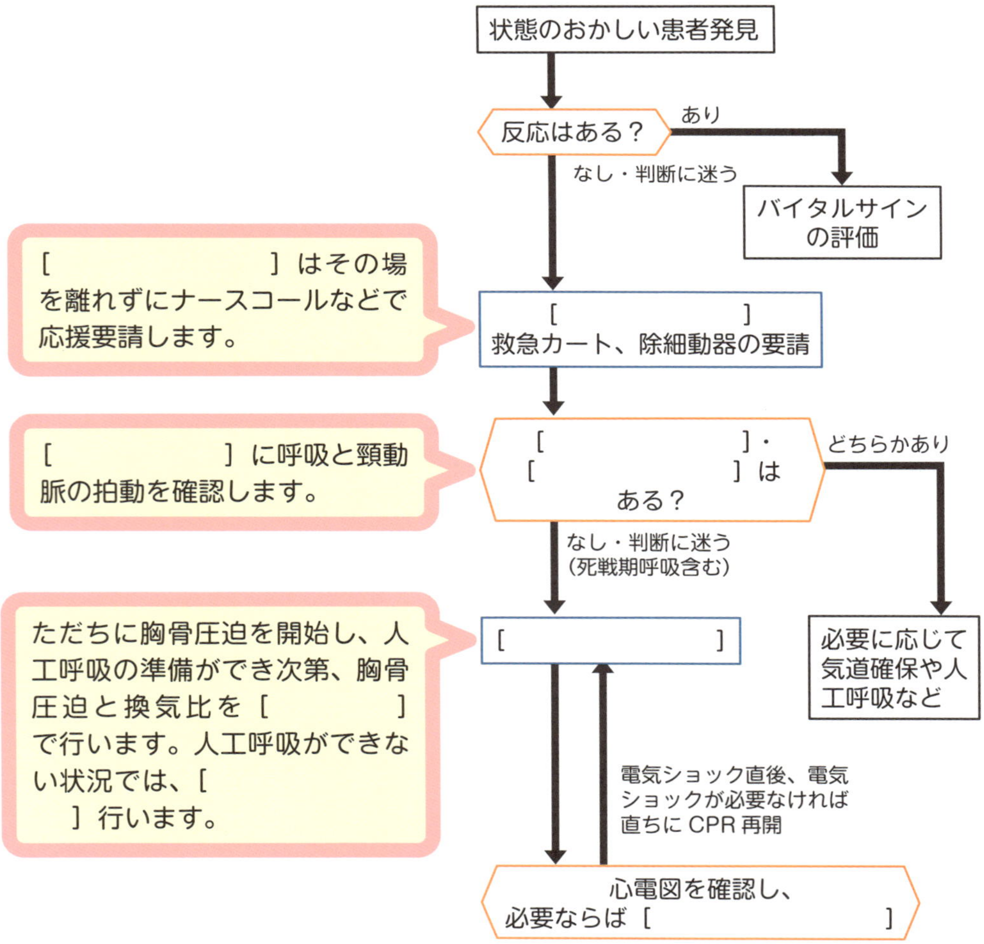

応援要請をするのにはとても勇気がいります。要請するかためらうときは、応援要請をしましょう。
その勇気ある一声で患者さんは救われます。

22 急変時の初期対応　救命の目的と急変時の手技

習得のコツ まずは胸骨圧迫をマスターしましょう。

【　】に合う語を選んで書き込んでみよう！
100～120　回復しない　完全な圧迫解除　胸骨の下半分　酸素　質の高いCPR
生活　中断を最小　強く　手のひらの付け根　肘を真っすぐ

1 救命の目的

　心停止を起こすと心臓から全身への血流が途絶え、臓器や細胞に［　　　　］が供給されず、臓器不全や機能低下などを引き起こします。特に生命維持に重要な心臓や脳といった臓器は、一度機能しなくなると［　　　　　　　］といわれています。たとえ蘇生に成功したとしても、低酸素脳症となり、患者や家族の［　　　　　　　］を大きく変化させてしまいます。そのため、救命では臓器血流をしっかりと確保するため、［　　　　　　　　　］が求められます。

2 胸骨圧迫

- ［　　　　　］…深さ約5cmで6cmを超えない
- 速く…［　　　　　　　］回/分
- 絶え間なく…［　　　　　　　　］にする、［　　　　　　　　　　　］（胸壁を元の位置まで戻す）

［　　　　　　　　　　］を圧迫します

手を重ねて固定し、
［　　　　　　　］部分で圧迫します

［　　　　　　　　　　　　］にして、胸骨を垂直に圧迫します

新人に胸骨圧迫を任せられると先輩は他の動きができます。
率先して胸骨圧迫をできるようになると新人でも救命の場面で活躍できます。

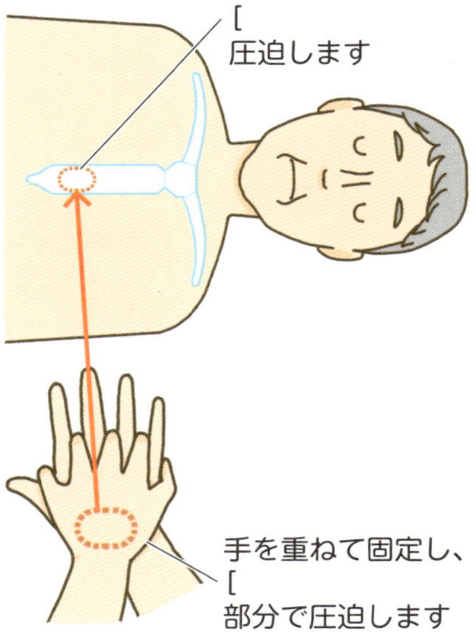

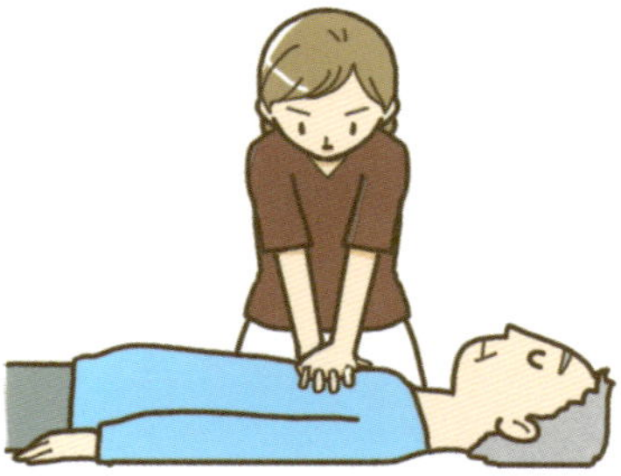

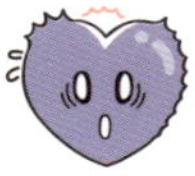

［　　］に合う語を選んで書き込んでみよう！

1回1秒　2分後　3本の指　親指と人差し指　後方　前方　挟み込む　離れたこと

3 気道確保と換気

●頭《とう》部《ぶ》後屈《こうくつ》顎先《あごさき》挙上《きょじょう》法《ほう》

片手で額をおさえながら、もう一方の手の指先を顎先に当てて持ち上げます。

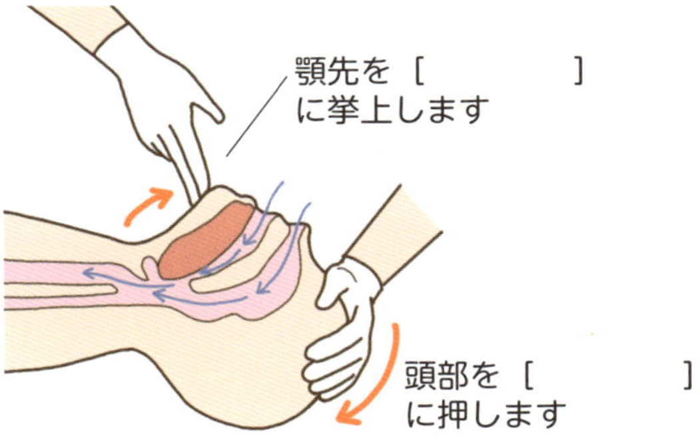

顎先を［　　　　］に挙上します
頭部を［　　　　］に押します

●EC クランプ法

マスク換気を行う際に、左手の［　　　　　　］で C の字を作り、マスクをおさえ、残りの［　　　　　　］で E の字を作り、小指を下顎角《かがくかく》に置くことで顎のラインを保持して、右手でバッグを揉みます。換気は［　　　　　　］を 2 回続けて行い、過換気を防ぎます。

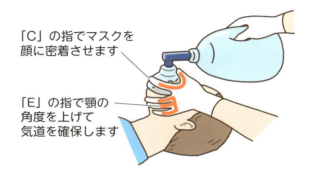

「C」の指でマスクを顔に密着させます
「E」の指で顎の角度を上げて気道を確保します

4 除細動

①右前胸部と左側胸部にパドルを当て、心臓を［　　　　　　］位置で放電します。

②実施する際は周囲の人が離れるよう声をかけ、［　　　　　　］を確認し、放電します。

③ショックが不要または、ショックが実施された後は直ちに胸骨圧迫《きょうこつあっぱく》から CPR を再開し、［　　　　　　］に再度除細動《じょさいどう》が必要か判断します。

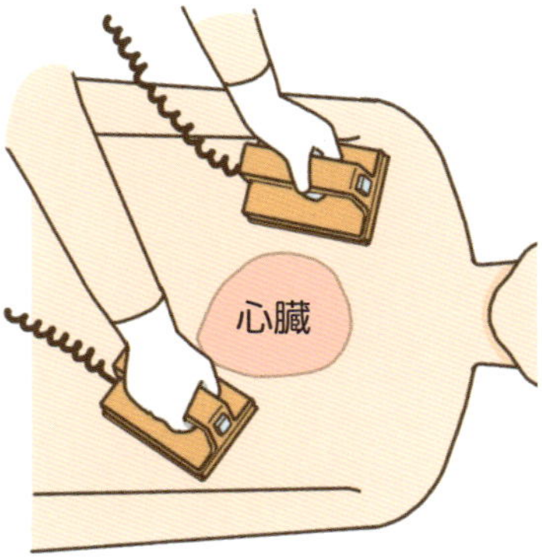

急変時こそチーム力が必要です。日頃の何気ない会話や行動で先輩たちとのチーム力を上げていきましょう。

実践編 疾患別の循環器ケアを理解する

㉓ 補助循環　PCPS

習得のコツ まずは、補助循環という言葉に興味を持ってみましょう。

[　　] に合う語を選んで書き込んでみよう！（2 度使う語があります）
酸素化　心原性ショック　心臓　心肺蘇生　大腿静脈　電気的除細動　肺

1 PCPS（経皮的心肺補助法）とは

補助循環《ほじょじゅんかん》とは、心臓のポンプ機能が低下して [　　　　　　　　　] 状態の血液循環を、機械装置によって補助もしくは代行する治療法で、その一つが ＰＣＰＳ《ピーシーピーエス》 です。世界的には一般的に ECMO《エクモ》 と呼ばれています。ECMO には VA-ECMO と VV-ECMO という 2 種類があり、VA-ECMO と PCPS は同じことを意味します。ECMO とは、[　　　　　　　] より静脈血を脱血して、人工肺《じんこうはい》を用いて [　　　　　　] した後、動脈もしくは静脈に送血する装置です。

●VA-ECMO（PCPS）

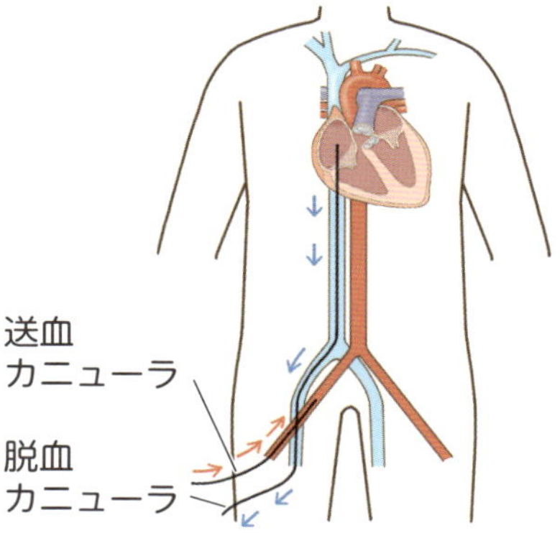

- 静脈から脱血→動脈に送血
- [　　　　] と [　　　　] が両方とも悪い場合に使用します。
- 例：[　　　　　　　] など

●VV-ECMO

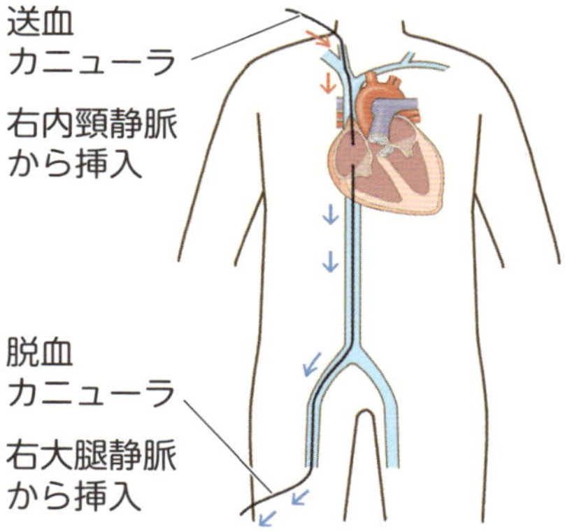

- 静脈から脱血→静脈に送血
- [　　　　] は元気で、[　　　　] のみが悪い場合に使用します。
- 例：新型コロナウイルス感染症重症など

2 PCPS（VA-ECMO）の適応

- 心停止・心原性《しんげんせい》ショックに対する [　　　　　　　　　]
- 開心術後や急性心筋梗塞後の重度低心拍出量症候群《ていしんはくしゅつりょうしょうこうぐん》（LOS）
- [　　　　　　　　　] の効果のない心室頻拍《しんしつひんぱく》・心室細動《しんしつさいどう》
- リスクの高い経皮的冠動脈《けいひてきかんどうみゃく》インターベンション（PCI）の補助

PCPSって聞くだけで難しいですよね。今、全て覚える必要はありません。一つずつ覚えていきましょう。

［　　］に合う語を選んで書き込んでみよう！（2度使う言葉があります）

鮮やかな赤色　暗赤色　遠心ポンプ　虚血　抗凝固療法　出血傾向　人工肺　穿刺部位　大腿静脈　大腿動脈

3 実際の PCPS（VA-ECMO）

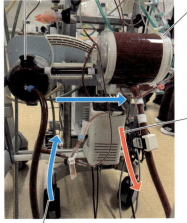

［　　　　　　　］（心臓の代わり）

② ［　　　　　　］で血液の酸素化を行います（肺の代わり）

③酸素化した血液を［　　　　　　］に送ります

① ［　　　　　　］から血液を脱血します

酸素供給チューブ（人工肺に接続）

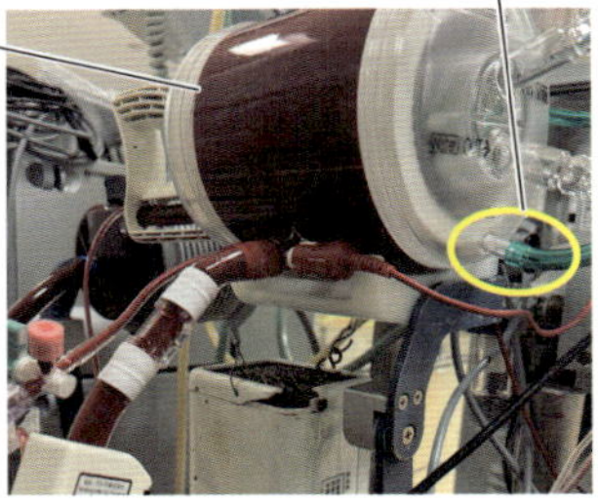

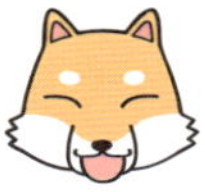

観察のポイント

［　　　　　　］の前と後で血液の色が違うことを確認しましょう。

- 酸素化される前の静脈血は［　　　　　　　　］
- 酸素化された後の動脈血は［　　　　　　　　］

4 看護・管理のポイント

- PCPS回路内の凝固を防ぐために、［　　　　　　　　］を行います。一般的にはACT（活《かっ》性化《せいか》凝《ぎょう》固《こ》時間《じかん》）約150～200秒を目標値にコントロールします（施設で異なります）。
- 抗《こう》凝《ぎょう》固《こ》療法《りょうほう》や体外《たいがい》循《じゅん》環《かん》（異物に触れること）に伴う凝固因子の消費により、［　　　　］になりやすいため、カニューレの［　　　　　　　］や消化管・気管出血などの有無を確認します。
- 大腿動脈へのカニューレの挿入により、下肢の［　　　　　］になる可能性があります。足《そく》背動《はいどう》脈《みゃく》や後脛骨動《こうけいこつどう》脈《みゃく》の血流の有無、色調変化、チアノーゼ、冷感《れいかん》、硬結《こうけつ》などがないか注意します。

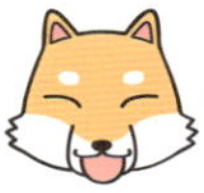

PCPS（VA-ECMO）についてもっと学びましょう（解答編参照）
・適応に注意が必要な状態
・コントロールパネルの表示・見方
・ミキシングゾーン

PCPSは肺と心臓の両方の代わりをしてくれます（人工臓器といいます）。
人工肺が肺、遠心ポンプが心臓の役割をします。

実践編　疾患別の循環器ケアを理解する

24 補助循環　IABP

習得のコツ IABPのバルーンの収縮と拡張による心臓（臓器）への効果を理解しましょう。

［　　］に合う語を選んで書き込んでみよう！（2度使う言葉があります）
圧補助　拡張　下行大動脈　冠動脈　後負荷　酸素供給　収縮　大腿動脈
ヘリウムガス

バルーンのついたカテーテルを［　　　　　　］（または上腕動脈）から挿入し、胸部［　　　　　　　］に留置して、心臓の拍動に合わせてバルーンの収縮と拡張を繰り返すことで心臓を補助する［　　　　　　］循環装置です。心電図や大動脈圧波形に同期させ、心臓の［　　　　］期に［　　　　　　　　　］を注入してバルーンを拡張させて、心臓の［　　　　］期にバルーンを収縮させます。

1 IABPの効果

心臓の［　　　　］期にバルーンを収縮させることで大動脈に急激な陰圧がかかり、心臓の［　　　　　］が減少します。反対に［　　　　］期にバルーンを拡張させることで［　　　　　］への血流が増加し、心筋への［　　　　　］量を増加させます。

IABPの補助効果は心拍出量の10〜15%程度です。

●収縮期

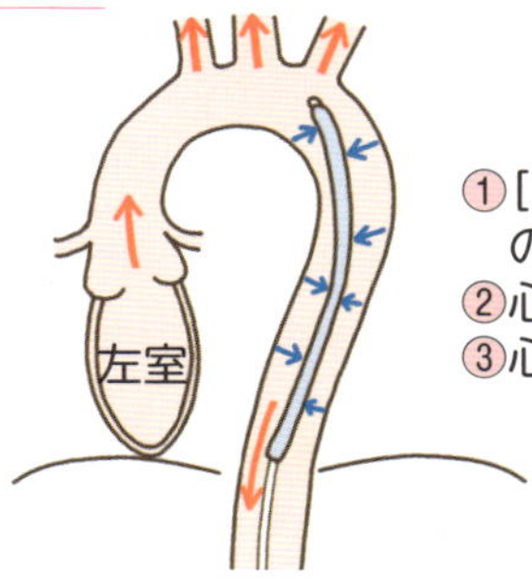

①［　　　　　　］
の軽減
②心仕事量の軽減
③心筋酸素消費量の軽減

●拡張期

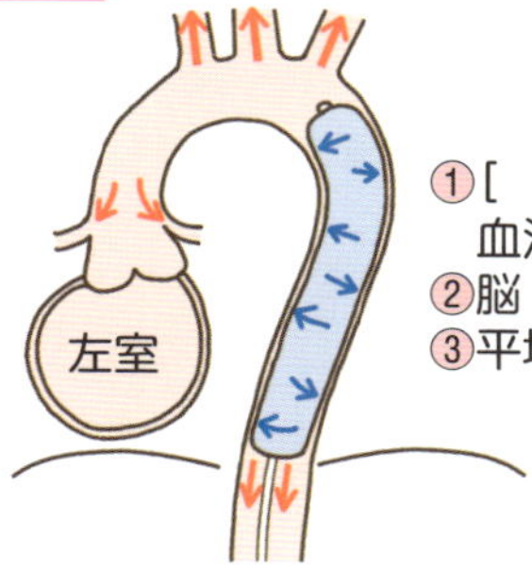

①［　　　　　　］
血流の増加
②脳・腎血流の増加
③平均動脈圧の上昇

2 IABPが適切なタイミングで働いているときの動脈圧波形

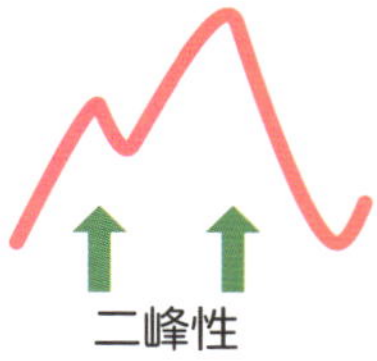

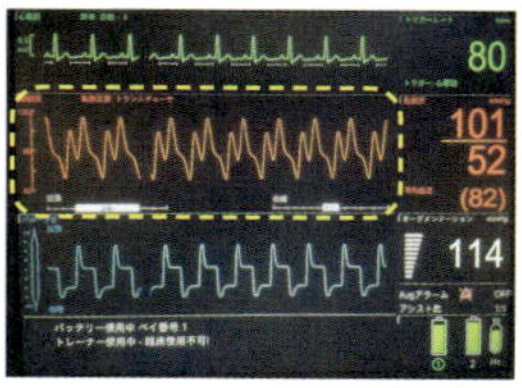

（ゲティンゲグループ・ジャパン株式会社の資料をもとに作成）

上図のような二峰性《にほうせい》の形でない場合はIABPの収縮と拡張の駆動タイミングの調整が必要です。

IABPは駆動のタイミングが重要です。適切な動脈圧波形を覚え、効果的な圧補助が行えているかどうかを理解しましょう。

[　　]に合う語を選んで書き込んでみよう！（2度使う言葉があります）

下肢　屈曲・閉塞　血流障害　鎖骨下　出血　上腸間膜　腎　心筋梗塞
心原性ショック　心電図　臓器　動脈圧　腹腔

3 IABPの適応

IABPの禁忌を解答編で確認しよう

- 急性冠症候群《きゅうせいかんしょうこうぐん》：急性［　　　　　　　　　］、不安定狭心症《ふあんていきょうしんしょう》
- 急性心筋梗塞《きゅうせいしんきんこうそく》に伴う合併症：［　　　　　　　　　　］、心室中隔穿孔《しんしつちゅうかくせんこう》、僧帽弁閉鎖不全症《そうぼうべんへいさふぜんしょう》
- 予防的使用：ハイリスク症例の経皮的冠動脈形成術《けいひてきかんどうみゃくけいせいじゅつ》・冠動脈バイパス術中・後の補助
- その他：低心拍出量症候群《ていしんはくしゅつりょうしょうこうぐん》、人工心肺離脱困難《じんこうしんぱいりだつこんなん》症例、VA-ECMOとの併用

4 IABP使用時の看護

- IABPの適切な留置位置：下行大動脈（［　　　　　　］動脈分岐の約2cm下）に留置します。留置位置が下がりすぎると、腹部大動脈の分枝（［　　　　］動脈、［　　　　　　］動脈、［　　　　］動脈）をふさいで腹部臓器への［　　　　　　］を起こす可能性があるため、注意が必要です。

解答編の図で確認しよう

- 駆動状況の確認：トリガーモード、補助比率（アシスト比）、ヘリウムの残量、ガスチューブ内に血液がないか（血液があれば、バルーンが破損しています）
- 体位変換やケアなどで［　　　　　　］にノイズが生じる可能性がある場合や、ケアや移動の際に心電図電極を外す際は、［　　　　　　］トリガーからノイズ混入の少ない［　　　　　　］トリガーに変更します。
- IABPカテーテルの［　　　　　　　］を予防するために、下肢への固定を確実に行います。下肢の屈曲や体動により接続が外れたり、穿刺部《せんしぶ》が［　　　　］したりする危険性があるため、必要であれば抑制帯《よくせいたい》などで下肢の屈曲を予防します。IABP挿入時には患者に安静の必要性を説明し、理解してもらいます。
- IABP留置時の管理は、活性化凝固時間《かっせいかぎょうこじかん》（ACT）180～200秒を目安とし、ヘパリン持続投与を開始します。
- IABP留置時の合併症として、穿刺部の血腫・出血、［　　　　］虚血、［　　　　］虚血、感染、血栓・塞栓症などがあります。血液ガスデータ、下肢の虚血症状の有無、ガスチューブ内に血液がないかを確認します。

患者さんは安静を強いられるので、苦痛やストレス緩和できるように環境を整えましょう。

㉕ 補助循環　IMPELLA

習得のコツ まずは IMPELLA《インペラ》がどういうものかについて理解しましょう。

[　　] に合う語を選んで書き込んでみよう！（2 度使う言葉があります）
機械弁　急性心筋梗塞　左室　左室内血栓　上行大動脈　心臓　肺

1 IMPELLA とは

IMPELLA とは、2004 年にヨーロッパで販売が開始された小型の心内留置型《しんないりゅうちがた》の左心補助《さしんほじょ》ポンプカテーテル装置です。カテーテルの先端にポンプが内蔵されたデバイスで、[　　　　　] から血液をくみ出して [　　　　　　　] に血液を送り出します。

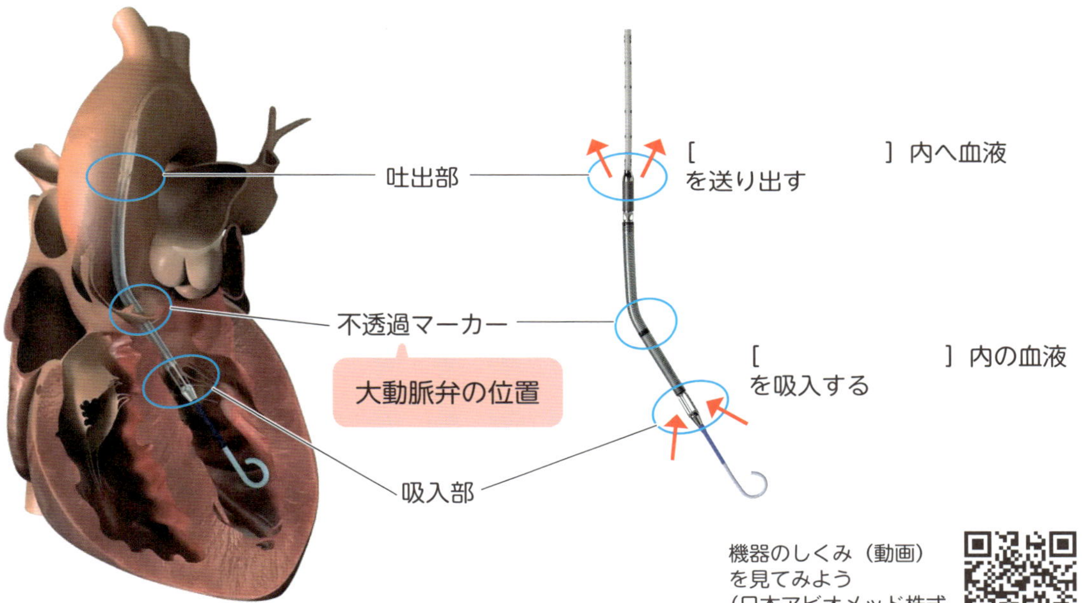

（日本アビオメッド株式会社の資料をもとに作成）

機器のしくみ（動画）を見てみよう（日本アビオメッド株式会社のホームページ）

2 適応と禁忌

[　　　] が元気で、[　　　　] だけが悪いときに使います。

- 適応：心原性《しんげんせい》ショック（[　　　　　　　　]、心筋症《しんきんしょう》、重症心不全《しんふぜん》など）
- 禁忌・使用上の注意：[　　　　　　　]、大動脈弁置換術《だいどうみゃくべんちかんじゅつ》後（[　　　　　　　]）、重症大動脈弁閉鎖不全症《だいどうみゃくべんへいさふぜんしょう》、重度の閉塞性動脈硬化症《へいそくせいどうみゃくこうかしょう》など

IABP・PCPS・IMPELLA は共通する部分もありますが、少しずつ効果が違っています。IMPELLA は心臓の代わり（補助）をします。

[　　] に合う語を選んで書き込んでみよう！（2 度使う言葉があります）
右心不全　血管　左心補助　心室　スワンガンツカテーテル　中心静脈圧（CVP）

3 制御装置とモニター画面

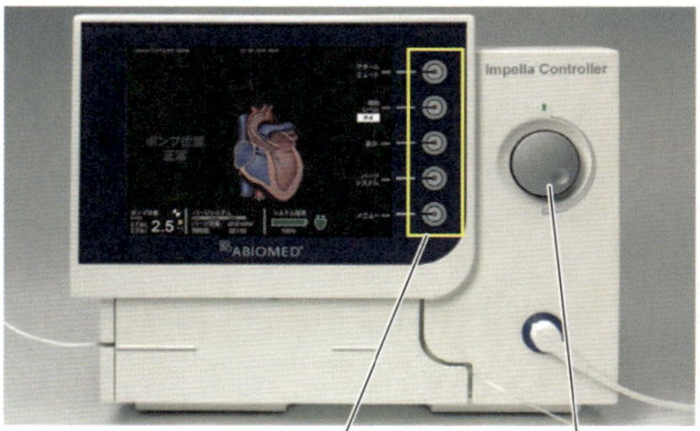

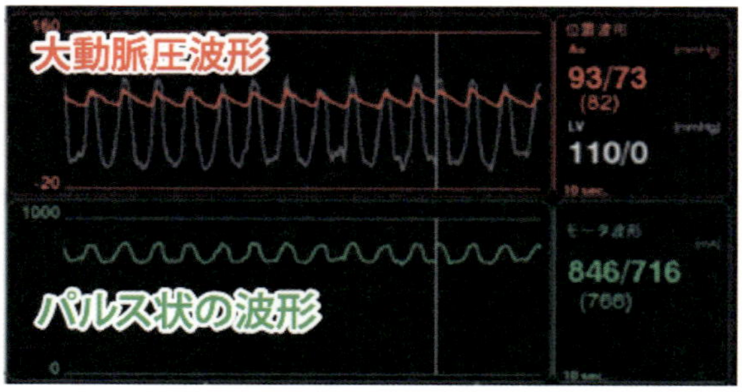

ソフトボタン
（タッチパネル）
で選択する

選択用ノブ
（真ん中を押して選択）

（日本アビオメッド株式会社の資料をもとに作成）

4 よくあるアラート表示

アラート表示画面を解答編で確認しよう

●ポンプ位置心室内

ポンプ位置が不適切で、カテーテルが深く挿入されています。吸入部と吐出部が両方とも [　　　　] 内にある状態です。

●サクション

カテーテルの留置位置が悪く、心室内の壁に吸入部が当たっている状態です。また、位置は適正でも、[　　　　] 内（左心室内）のボリュームが不足していると壁当たりを起こします。

5 管理・看護のポイント

- 活性《かっせい》化《か》凝《ぎょう》固《こ》時《じ》間《かん》（ACT）を 160～180 秒前後で管理します。
- 抗凝固療法を行うため、穿刺部《せんしぶ》出血・血腫の合併症があります。
- 合併症として溶血《ようけつ》があります。原因として、位置不良、[　　　　　　]、血管内ボリュームの不足などが挙げられます。IMPELLA カテーテル挿入時は [　　　　　　] を留置し、[　　　　　　　　] を高めに管理します。
- [　　　　　　] デバイスなので、[　　　　　　] になると右心系から左心系に血液が送られず、十分に効果を得られなくなります。
- パージ液としてヘパリン加《か》ブドウ糖注射液を準備します（推奨値：5% ブドウ糖液 500 mL ＋ヘパリン 50 IU/mL；ACT 管理に応じて 20 IU/mL など変更することがあります）。

起こり得る合併症を知ることで、観察するポイントが分かるようになります。

資料編

循環器でよく使われる略語…1

習得のコツ カルテでよく見る略語から調べてみましょう。

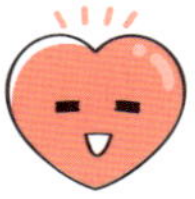

次の日本語に合う略語を［　　］に書き込んで覚えよう！

A 腹《ふく》部《ぶ》大動脈瘤《だいどうみゃくりゅう》 ➡ ［　　　　　　］

二次救命処置 ➡ ［　　　　　　］

急性冠症候群《きゅうせいかんしょうこうぐん》 ➡ ［　　　　　　］

日常生活動作 ➡ ［　　　　　　］

自《じ》動体外式除細動《どうたいがいしきじょさいどう》器《き》 ➡ ［　　　　　　］

心房細動《しんぼうさいどう》 ➡ ［　　　　　　］

心房粗《そ》動《どう》 ➡ ［　　　　　　］

急性心《きゅうせいしん》不《ふ》全《ぜん》 ➡ ［　　　　　　］

急性心筋梗塞《しんきんこうそく》 ➡ ［　　　　　　］

狭心症《きょうしんしょう》 ➡ ［　　　　　　］

大動脈弁閉《だいどうみゃくべんへい》鎖《さ》不《ふ》全《ぜん》 ➡ ［　　　　　　］

大動脈弁狭窄《きょうさく》 ➡ ［　　　　　　］

閉塞性動脈硬《へいそくせいどうみゃくこう》化《か》症《しょう》 ➡ ［　　　　　　］

大動脈弁形成術《けいせいじゅつ》 ➡ ［　　　　　　］

大動脈弁置《ち》換《かん》 ➡ ［　　　　　　］

C 冠動脈《かんどうみゃく》バイパス術《じゅつ》 ➡ ［　　　　　　］

冠動脈造影《ぞうえい》 ➡ ［　　　　　　］

完全房室《かんぜんぼうしつ》ブロック ➡ ［　　　　　　］

うっ血性心《けつせいしん》不《ふ》全《ぜん》 ➡ ［　　　　　　］

総腸骨動脈《そうちょうこつどうみゃく》 ➡ ［　　　　　　］

心拍出量《しんはくしゅつりょう》 ➡ ［　　　　　　］

心胸郭《しんきょうかく》比《ひ》 ➡ ［　　　　　　］

中心静脈《ちゅうしんじょうみゃく》 ➡ ［　　　　　　］

［　］のうしろに
フルスペルも
書いてみよう

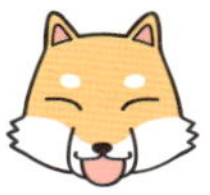

略語は、表記が同じでも意味が全く異なるものがあるので注意しましょう。

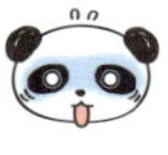

資料編

循環器でよく使われる略語…2

習得のコツ 気になる略語に出合ったら、その時すぐに調べてみましょう。

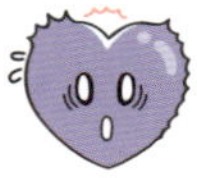

次の日本語に合う略語を［　　］に書き込んで覚えよう！

D 拡張型心筋症《かくちょうがたしんきんしょう》 ➡［　　　　　　］

深部静脈血栓《しんぶじょうみゃくけっせん》 ➡［　　　　　　］

E 心電図 ➡［　　　　　　］

体外式膜型人工肺《たいがいしきまくがたじんこうはい》 ➡［　　　　　　］

F 血流予備量比 ➡［　　　　　　］

H 肥大型心筋症《ひだいがたしんきんしょう》 ➡［　　　　　　］

心拍数 ➡［　　　　　　］

I 大動脈内《だいどうみゃくない》バルーンポンプ ➡［　　　　　　］

植込《うえこ》み型除細動器《がたじょさいどうき》 ➡［　　　　　　］

感染性心内膜炎《かんせんせいしんないまくえん》 ➡［　　　　　　］

虚血性心疾患《きょけつせいしんしっかん》 ➡［　　　　　　］

下大静脈《かだいじょうみゃく》 ➡［　　　　　　］

L 左《さ》（心《しん》）房《ぼう》 ➡［　　　　　　］

左前下行枝《ひだりぜんかこうし》 ➡［　　　　　　］

左脚《さきゃく》 ➡［　　　　　　］

左回旋枝《ひだりかいせんし》（回旋枝《かいせんし》） ➡［　　　　　　］

左冠動脈主幹部《ひだりかんどうみゃくしゅかんぶ》 ➡［　　　　　　］

左《さ》（心《しん》）室《しつ》 ➡［　　　　　　］

左室駆出率《さしつくしゅつりつ》 ➡［　　　　　　］

M 心筋梗塞《しんきんこうそく》 ➡［　　　　　　］

僧帽弁閉鎖不全《そうぼうべんへいさふぜん》 ➡［　　　　　　］

磁気共鳴像《じききょうめいぞう》 ➡［　　　　　　］

僧帽弁狭窄《きょうさく》 ➡［　　　　　　］

僧帽弁置換術《ちかんじゅつ》 ➡［　　　　　　］

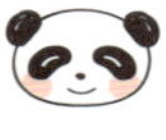

声に出して読み、耳で聞きながら覚えていくと視覚と聴覚が刺激され覚えやすくなります。

資料編

循環器でよく使われる略語…3

習得のコツ 覚えた略語はどんどん使いましょう。

 次の日本語に合う略語を［　　］に書き込んで覚えよう！

P	肺動脈	➡	［　　　　］
	経皮的冠動脈形成術	➡	［　　　　］
	経皮的心肺補助装置	➡	［　　　　］
	肺動脈楔入圧	➡	［　　　　］
	肺塞栓症	➡	［　　　　］
	ペースメーカ	➡	［　　　　］
	肺動脈弁閉鎖不全	➡	［　　　　］
	肺動脈弁狭窄	➡	［　　　　］
Q	生活の質	➡	［　　　　］
R	右（心）房	➡	［　　　　］
	右冠動脈	➡	［　　　　］
	右（心）室	➡	［　　　　］
	経皮的動脈血酸素飽和度	➡	［　　　　］
	上大静脈	➡	［　　　　］
T	胸部大動脈瘤	➡	［　　　　］
	経食道心エコー検査	➡	［　　　　］
	三尖弁閉鎖不全	➡	［　　　　］
	三尖弁狭窄	➡	［　　　　］
	三尖弁	➡	［　　　　］
	三尖弁置換術	➡	［　　　　］
U	不定狭心症	➡	［　　　　］
	心エコー図	➡	［　　　　］
V	心室細動	➡	［　　　　］
	心室頻拍	➡	［　　　　］

ほかの略語にも
チャレンジしよう
（ダウンロード資料）

「覚えたい！」「知りたい！」のタイミングで取り組んでみましょう。

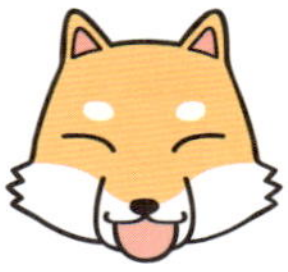

引用・参考文献

基礎編Ⓐ 4

- 長尾大志．“胸部 X 線写真のどこを見るか”．レジデントのためのやさしイイ胸部画像教室．第 2 版．東京，日本医事新報社，2019，78-80.
- 日本超音波医学会．超音波による頸動脈病変の標準的評価法 2017. https://www.jsum.or.jp/committee/diagnostic/pdf/jsum0515_guideline.pdf（2024.9.29 閲覧）

基礎編Ⓐ 5

- 真鍋徳子．“心臓 MRI の基礎”．これだけは知っておきたい心臓・血管疾患の画像診断（画像診断別冊 KEY BOOK シリーズ）．宇都宮大輔編．東京，秀潤社．2016，24-9.

基礎編Ⓑ 12

- 日本循環器学会ほか．急性・慢性心不全診療ガイドライン 2017 年改訂版 .
- 日本循環器学会ほか．2021 年 JCS/JHFS ガイドラインフォーカスアップデート版：急性・慢性心不全診療.

基礎編Ⓑ 13

- 日本循環器学会ほか．心筋症診療ガイドライン（2018 年改訂版）.

基礎編Ⓑ 14

- 日本循環器学会ほか．2023 年改訂版　心筋炎の診断・治療に関するガイドライン.

基礎編Ⓑ 15

- 日本循環器学会ほか．感染性心内膜炎の予防と治療に関するガイドライン（2017 年改訂版）.

基礎編Ⓑ 16

- 日本循環器学会ほか．肺血栓塞栓症および深部静脈血栓症の診断、治療、予防に関するガイドライン（2017 年改訂版）.

実践編 5〜8

- 日本循環器学会．冠動脈疾患の一次予防に関する診療ガイドライン.
- 日本蘇生協議会．“急性冠症候群（ACS）”．JRC 蘇生ガイドライン 2020．東京，医学書院，2021，280-313.
- 日本循環器学会．急性冠症候群ガイドライン（2018 年改訂版）.
- 小菅雅美ほか．診療ガイドライン at a glance：急性冠症候群ガイドライン（2018 年改訂版）．日本内科学会雑誌，110（1），2021，78-84.
- 日本動脈硬化学会．動脈硬化性疾患予防ガイドライン（2022 年版）.

実践編 16〜19

- 日本循環器学会ほか．急性・慢性心不全診療ガイドライン（2017 年改訂版）.
- 日本循環器学会ほか．心筋症診療ガイドライン（2018 年改訂版）.
- 日本循環器学会ほか．心筋炎の診断・治療に関するガイドライン感染性心内膜炎の予防と治療に関するガイドライン（2017 年改訂版）.
- 日本循環器学会ほか．感染性心内膜炎の予防と治療に関するガイドライン（2017 年改訂版）.

実践編 23〜25

- 湊谷謙司．“IABP はどのように心臓のはたらきを助けるの？”“VA-ECMO はどのように心臓のはたらきを助けるの？”．補助循環、ちゃんと教えます．大阪，メディカ出版，2021，19-26，67-76.
- 斎藤俊輔ほか．“IMPELLA”．改訂新版 補助循環マニュアル．東條圭一編．大阪，メディカ出版，2023，62-111.
- 日本循環器学会ほか．2023 年 JCS/JSCVS/JCC/CVIT ガイドライン フォーカスアップデート版 PCPS/ECMO/ 循環補助用心内留置型 ポンプカテーテルの適応・操作.

Web動画の視聴・資料ダウンロード方法（QRコード）

本書の QR コードのついている項目は、WEB ページにてご利用いただくことができます。以下の手順でアクセスしてください。

■メディカ ID（旧メディカパスポート）未登録の場合

メディカ出版コンテンツサービスサイト「ログイン」ページにアクセスし、「初めての方」から会員登録（無料）を行った後、下記の手順にお進みください。

https://database.medica.co.jp/login/

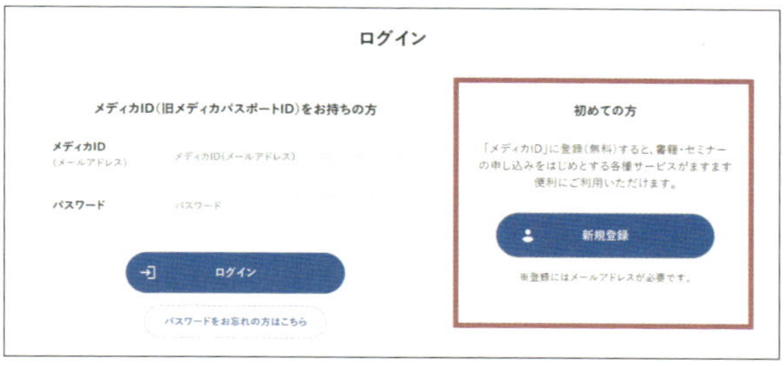

■メディカ ID（旧メディカパスポート）ご登録済の場合

①メディカ出版コンテンツサービスサイト「マイページ」にアクセスし、メディカ ID でログイン後、下記のロック解除キーを入力し「送信」ボタンを押してください。

https://database.medica.co.jp/mypage/

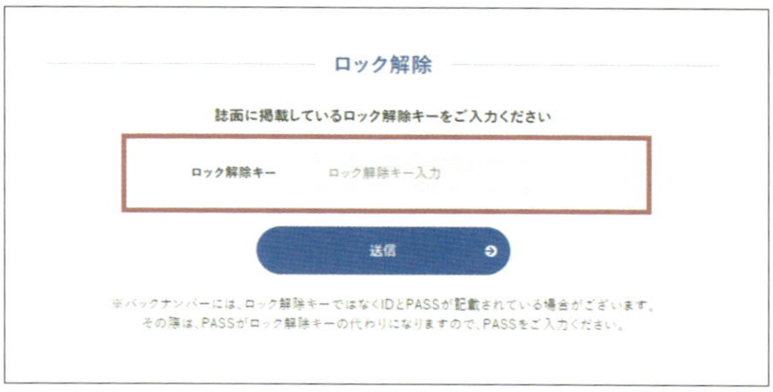

②送信すると、「ロックが解除されました」と表示が出ます。

③動画の場合：該当ページの QR コードを読み取り、表示されたページで動画を再生してください。

④ファイルの場合：該当ページの QR コードを読み取り、表示されたページで資料をダウンロードしてください。

※ロック解除後は QR コードを使用せず、メディカ出版コンテンツサイトのマイページからご利用いただくことも可能です。

ロック解除キー　cn25GNUm

＊データやロック解除キーの第三者への再配布、商用利用はできません。
＊雑誌や書籍、その他の媒体および学術論文に転載をご希望の場合は、当社まで別途お問い合わせください。
＊データの一部またはすべての Web サイトへの掲載を禁止します。
＊ PC（Windows / Macintosh）、スマートフォン・タブレット端末（iOS / Android）でご使用いただけます。推奨環境の詳細につきましては、メディカ出版コンテンツサービスサイト「よくあるご質問」ページをご参照ください。
＊ WEB ページのロック解除キーは本書発行日（最新のもの）より 3 年間有効です。有効期間終了後、本サービスは読者に通知なく休止もしくは終了する場合があります。
＊ロック解除キーおよびメディカ ID・パスワードの、第三者への譲渡、売買、承継、貸与、開示、漏洩にはご注意ください。
＊図書館での貸し出しの場合、閲覧に要するメディカ ID 登録は、利用者個人が行ってください（貸し出し者による取得・配布は不可）。

NEW 循環器ナース1年生 0から学べて自分でつくれる はじめての看護ノート
ー重要ポイントを「書き込む」ことで、必要な知識が得られる！

2025年3月10日発行　第1版第1刷

監　修	北村 英樹
編　集	前田 靖子
発行者	長谷川 翔
発行所	株式会社メディカ出版
	〒532-8588
	大阪市淀川区宮原3-4-30
	ニッセイ新大阪ビル16F
	https://www.medica.co.jp/
編集担当	鳥嶋裕子／西岡和江
装　幀	森本良成
本文デザイン	添田はるみ
イラスト	岡澤香寿美／渡辺裕子
組　版	株式会社明昌堂
印刷・製本	株式会社シナノ パブリッシング プレス

© Seiko MAEDA, 2025

本書の複製権・翻訳権・翻案権・上映権・譲渡権・公衆送信権（送信可能化権を含む）は、（株）メディカ出版が
保有します。

ISBN978-4-8404-8786-3　　　　　　　　　　　Printed and bound in Japan

当社出版物に関する各種お問い合わせ先（受付時間：平日9：00～17：00）
●編集内容については、編集局 06-6398-5048
●ご注文・不良品（乱丁・落丁）については、お客様センター 0120-276-115

重要ポイントを「書き込む」ことで、必要な知識が得られる！

NEW

循環器ナース1年生 0《ゼロ》から学べて自分でつくれる はじめての看護ノート

解答編

MC メディカ出版

あなたの目標を決めてチャレンジしてみよう！

看護学生の頃から「循環器看護は苦手だ」と感じており、循環器病棟に配属になったときに、どうすれば苦手を克服できるか思い悩みました。そんなとき、循環器の医師から、「案外、心臓は単純で分かりやすい臓器だから、解剖生理から勉強してみるとよいよ」とアドバイスをもらい、循環器系の解剖生理を復習してみると、病態が理解できました。病態が理解できると、どのような治療が行われるのか興味がわき、さらに、循環器領域の看護がみえてきます。臨床では多くの略語が使われているので、最初は先輩や医師の話が分からずとまどうこともあるでしょう。資料編に、循環器領域でよく使われる代表的な略語をまとめています。

「6カ月後になりたいわたし」を目標に、少しずつ、コツコツと、自分のペースで自己学習に取り組んでみましょう！

あなたの考えた半年間の目標を書き込んでみましょう！

6カ月目

- 困ったとき、分からないことがあったときに、上司や先輩ナースに相談し問題解決ができる
- 受け持ち患者さんのアセスメントができ、適切な看護展開を実施できる
- 先輩ナースとともに急変患者の対応を経験し、夜勤導入に備えることができる
- 正常と異常の違いが分かり、先輩ナースに連絡・報告ができる

看護師6カ月目の目標は、看護師として自立するための第一段階と考えて、学んだことを「仕事にどのように役立てたいか」を目標にしてみてはいかがでしょう。第一段階に進むためのスモールステップ目標を立てて進めるのも一方法です。

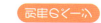

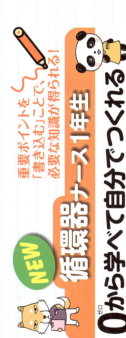

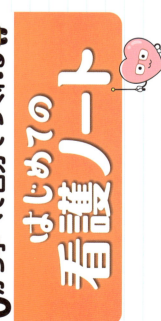

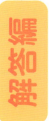

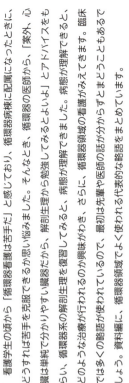

別冊のページ 1

① 心臓の構造

習得のコツ 解剖は循環器の基本です。イラストを描きながら覚えましょう。

[　　] に合う語を選んで書き込んでみよう！
右室　右房　冠静脈洞　左室　左房　三尖弁　心室中隔　僧帽弁　大動脈
大動脈弁　肺静脈　肺動脈　肺動脈弁

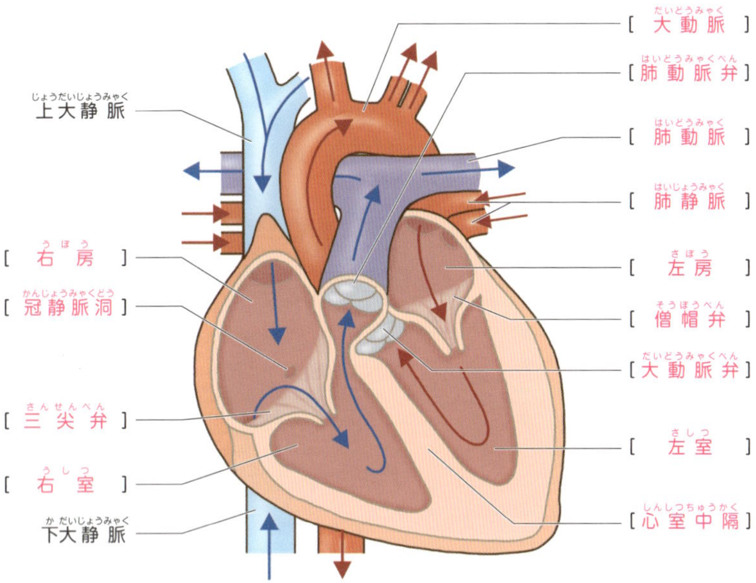

上の図に、動脈血の流れを赤色の矢印（➡）で、
静脈血の流れを青色の矢印（➡）で書き込んでみよう！

左室壁の厚さは、右室壁の約３倍といわれています

僧帽弁だけが二尖弁（2 枚弁）です

② 血液循環（体循環・肺循環・脳循環）

習得のコツ 血液の流れを理解しておくと応用できます。

[　　] に合う語を選んで書き込んでみよう！
体循環　脳循環　肺循環　肺静脈　肺動脈

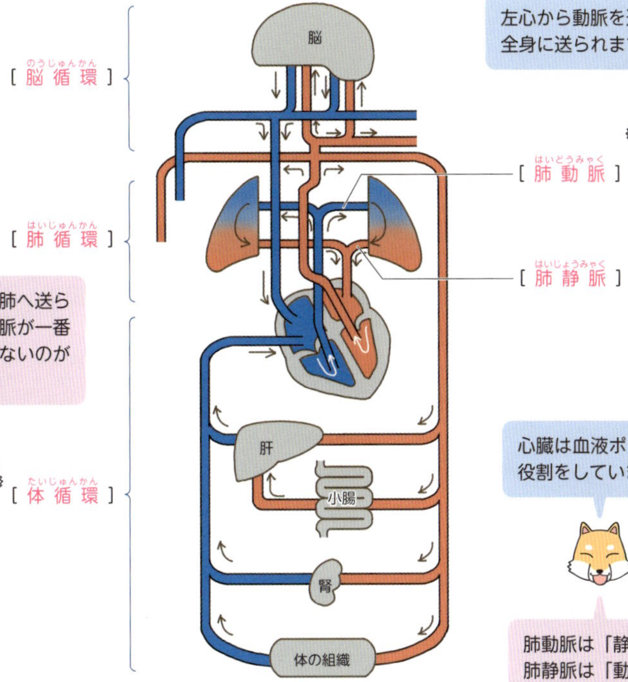

左心から動脈を通って全身に送られます

右心から肺へ送られる肺動脈が一番酸素が少ないのが特徴です

心臓は血液ポンプの役割をしています

肺動脈は「静脈血」
肺静脈は「動脈血」
の違いがあります

静脈血が流れるところを青色（■）で、動脈血が流れるところを赤色（■）で、色塗りしてみよう！

③ 心臓への血液供給（冠動脈）

習得のコツ　冠動脈の走行や血流の支配領域を知ることが大事です。

[　　] に合う語を選んで書き込んでみよう！
右室　右房　左室　左房　左冠動脈(LCA)　左冠動脈回旋枝(LCX)
左冠動脈主管部(LMT)　左冠動脈前下行枝(LAD)　右冠動脈(RCA)

冠動脈の入り口は
大動脈弁の直上にあります

冠動脈の血流は、拡張期に
心拍出量の５％が流れます

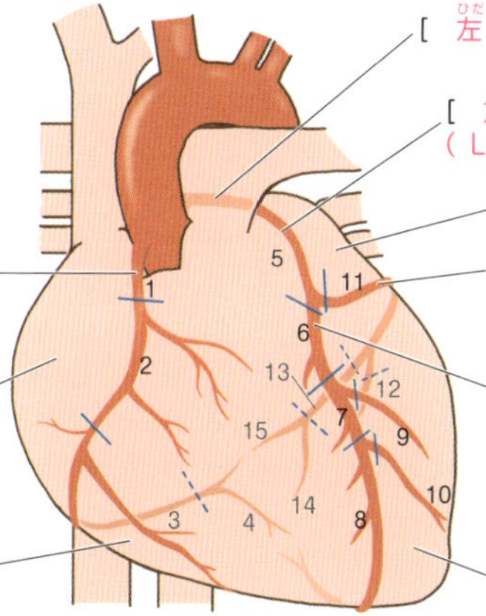

右冠動脈は、刺激伝導系に血流
をたくさん提供しています

冠動脈は心室・心房などの部屋
の間を走行します

冠動脈の番号と略語を覚えましょう。
- 右冠動脈：RCA 1-4
- 左冠動脈前下行枝：LAD 6-10
- 左冠動脈：LCA（LMT 5）
- 左冠動脈回旋枝：LCX 11-15

④ 刺激伝導系

習得のコツ　心電図波形との関連をみながら学習しましょう。

[　　] に合う語を選んで書き込んでみよう！（２度使う語があります）
右脚　左脚　自動能　洞結節　ヒス束　プルキンエ線維　房室結節

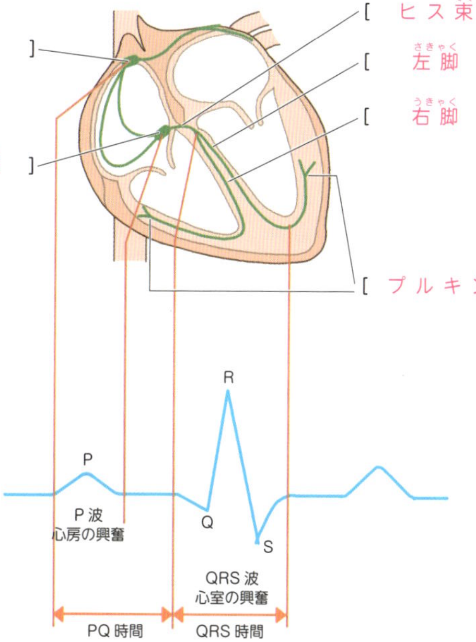

- 右房上部の［ 洞結節 ］から心室へと一気に興奮を伝える特殊な筋肉の道筋を刺激伝導系《しげきでんどうけい》といい、心筋全体に伝えられます。
- 刺激伝導系は［ 自動能《じどうのう》 ］を持っているので、どこからの指示がなくても刺激を出し続けることができます。

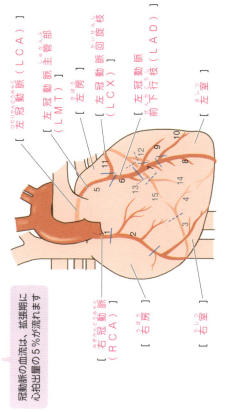

⑤ 全身の血管（動脈系）

習得のコツ 動脈は心臓から組織に酸素や栄養を運ぶ血管です。

[　　] に合う語を選んで書き込んでみよう！

外頸動脈　外腸骨動脈　下行大動脈　下腸間膜動脈　後脛骨動脈　膝窩動脈
尺骨動脈　上行大動脈　総腸骨動脈　足背動脈　大腿動脈　橈骨動脈　内腸骨動脈
左鎖骨下動脈　左総頸動脈　腹腔動脈　右鎖骨下動脈　右総頸動脈　腕頭動脈

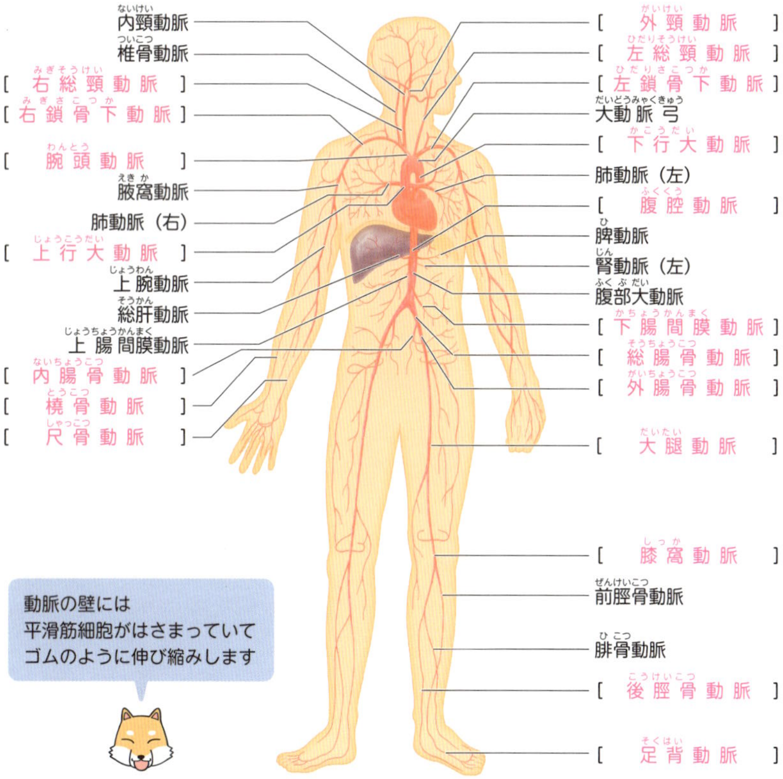

動脈の壁には
平滑筋細胞がはさまっていて
ゴムのように伸び縮みします

⑥ 全身の血管（静脈系）

習得のコツ 体の組織から心臓に戻る血液を運ぶ血管です。

[　　] に合う語を選んで書き込んでみよう！

外頸静脈　下大静脈　鎖骨下静脈(右)　膝窩静脈　尺側皮静脈　上大静脈
小伏在静脈　総腸骨静脈　大伏在静脈　肺静脈(左)　肺静脈(右)　椎骨静脈
内頸静脈　腕頭静脈(右)

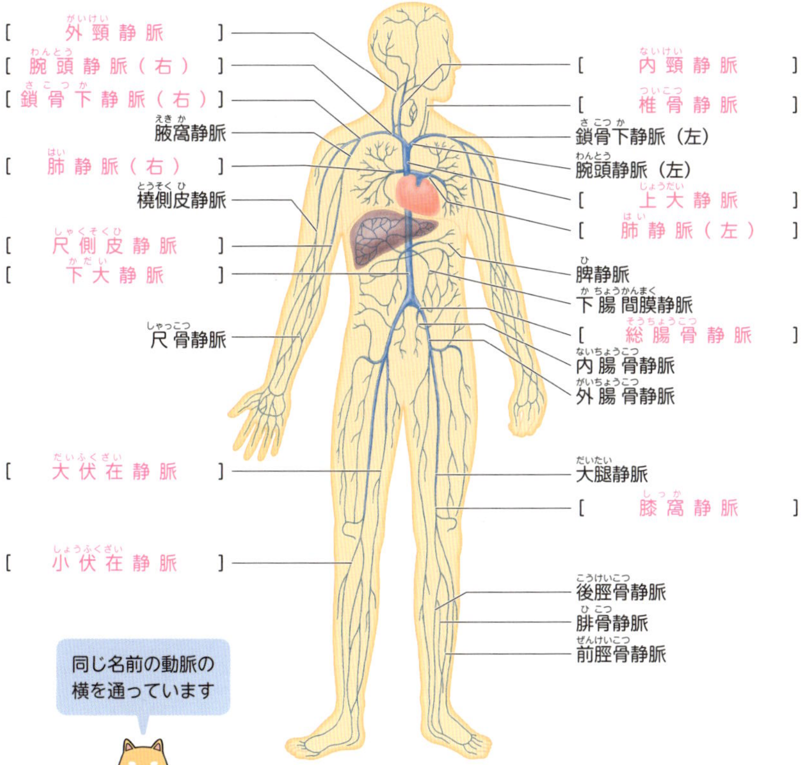

同じ名前の動脈の
横を通っています

① 12 誘導心電図検査

習得のコツ 心電図判読には、心電図の基礎の習得が重要です。

[　　] に合う語を選んで書き込んでみよう！
赤　黄　胸部誘導　黒　四肢誘導　上下　心筋の電気的興奮　水平　緑

1 心電図の誘導と電極の位置

心電図とは [心筋の電気的興奮《でんきてきこうふん》] を時間的変化として記録したものです。12 誘導心電図では、左半分の 6 誘導が [四肢誘導《ししゆうどう》]（I・II・III・aV$_R$・aV$_L$・aV$_F$）と呼ばれ、右半分は [胸部誘導《きょうぶゆうどう》]（V1・V2・V3・V4・V5・V6）と呼ばれます。

12 誘導心電図の正常波形を解答編で見てみよう

●四肢誘導

四肢誘導は左右の手足につけた 4 つの電極により、[上 下] 方向から見た心臓の電気の流れを記録した波形です。

- 右手 [赤] 色
- 左手 [黄] 色
- 右足 [黒] 色
- 左足 [緑] 色

電極の位置と色は決まっています 語呂で覚えましょう

あ（赤）き（黄）よしく（黒）み（緑）こ

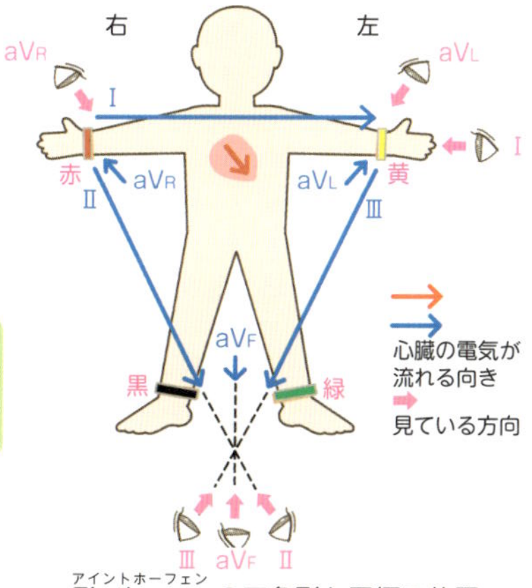

Einthoven《アイントホーフェン》の三角形と電極の位置

●胸部誘導

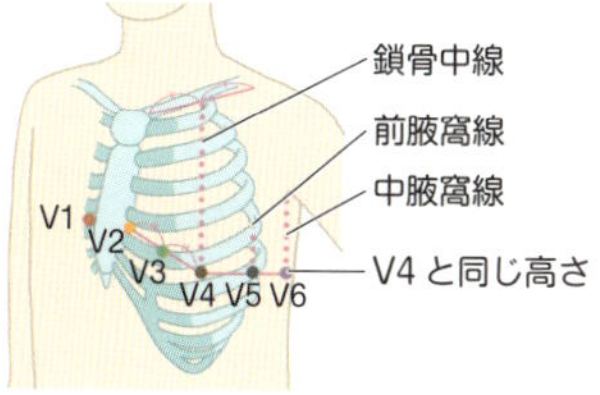

胸部につけた 6 つの電極により、[水 平] 方向から見た心臓の流れを記録した波形です。電極を貼り付けた位置の心臓の電位変化を反映します。

あ（赤）き（黄）み（緑）ちゃん（茶）こく（黒）し（紫）

[　　] に合う語を選んで書き込んでみよう！
50回/分　60回/分　100回/分　P　Q　QRS　R　S　T　上向き　徐脈
心室の興奮　心室の興奮が終了し回復　心房の興奮　頻脈

2 基本の波形

P 波	[心 房 の 興 奮] 時に生じる波形
QRS 波	[心 室 の 興 奮] 時に生じる波形
T 波	[心 室 の 興 奮 が 終 了 し 回 復] する波形

興奮が終了し回復することを再分極といいます

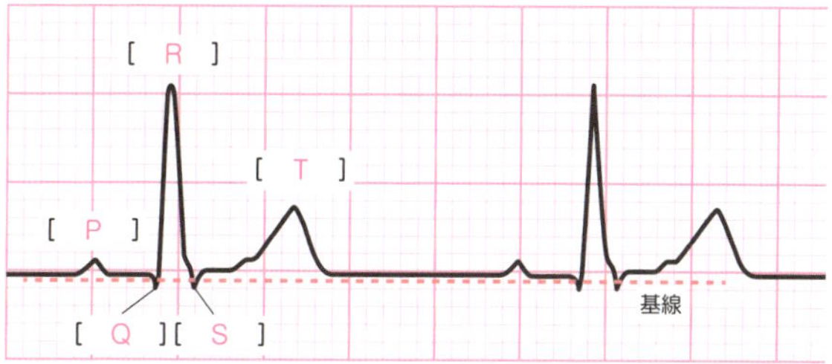

心電図の基本の波形です。山なりになっている部分を「波」と呼び、それぞれに名前があります。この波から、心房と心室が興奮するタイミングが分かります。

正常な心電図のポイント

- P 波と [Q R S] 波は 1 : 1 で等間隔で並ぶ
- 第 I 誘導、第 II 誘導では P 波、R 波が [上 向 き]
- 正常な心拍数は [50 回 / 分] 以上 [100 回 / 分] 未満
- 心拍数 50 回 / 分未満は [徐脈《じょみゃく》]、100 回 / 分以上は [頻脈《ひんみゃく》]

3 心拍数の求め方

RR 間隔（QRS 波と QRS 波の間）の間にマスが何個あるか数えて、マスの数で 300 を割りましょう。

「300 ÷（マスの数）＝心拍数」で、右の波形の心拍数は [60 回 / 分] です。

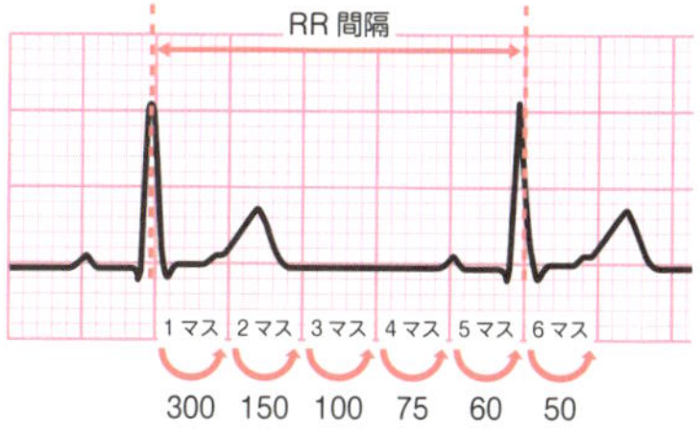

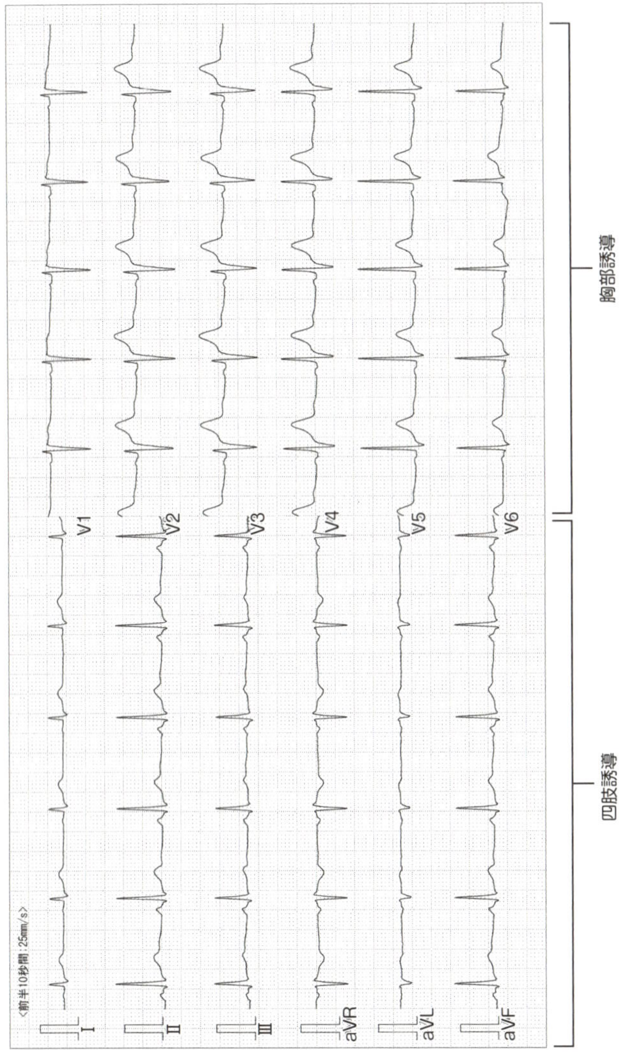

② 運動負荷心電図検査とホルター心電図検査

習得のコツ 心電図検査にはさまざまな種類があります。検査の種類と目的を理解しましょう。

[ ] に合う語を選んで書き込んでみよう！

CM5　NASA　エルゴメーター　清拭　電極　トレッドミル　不整脈　冠動脈
マスター2階段試験

1 運動負荷心電図

運動により心臓に負荷をかけ、[冠動脈] 疾患や [不整脈] の診断・治療効果判定に用いられます。検査には絶対禁忌と相対禁忌の条件があり、事前の確認が必須です。

条件は日本循環器学会「慢性冠動脈疾患診断ガイドライン（2018年改訂版）」で確認しましょう

負荷の種類	方法	医師の立会
[マスター2階段試験]	負荷前・負荷後の心電図を記録します	原則必要
[トレッドミル]	検査中全てでの心電図を記録します	必須
[エルゴメーター]	・血圧の測定を行います	

2 ホルター心電図

日常生活での心電図を長時間記録する検査です。症状（めまい、動悸、胸痛など）に伴う心電図の変化が分かります。最近では24時間心電図以外に、1週間、2週間と24時間以上記録可能な機器もあります。装着中は、一部生活に制限がつく場合があります。

● 主な電極の装着位置（24時間心電図の場合）

誘導名	[NASA]	[CM5]
類似誘導	V1またはaVf	V5
長所	・P波が見やすい	・波形が大きい ・ST変化が分かりやすい
短所	・体位・個人差により波形変化が大きい	・偽性ST低下が見られやすい

きれいな波形を記録するポイント
・[電極] を正しい位置に装着
・皮膚の前処理：アルコールなどを用いての電極装着面の [清拭]、場合によっては剃毛

目的に応じて電極位置を変えます

基礎編A① プラスα
● 12誘導心電図の正常波形

〈非10秒間/25mm/s〉

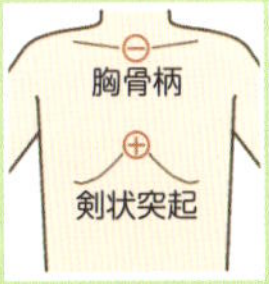

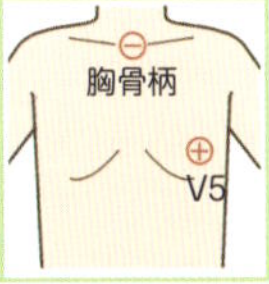

③ 心エコー・経食道心エコー検査

習得のコツ 心エコーを理解するため、基本断面と解剖の解説を理解しましょう。

[ ] に合う語を選んで書き込んでみよう！

経胸壁心エコー 心窩部 心尖部四腔 食道 ドプラ効果 傍胸骨左縁長軸
僧帽弁狭窄症 弁膜症 心筋症 心不全 先天性心疾患 心房

1 心エコー検査

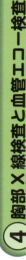

心エコー検査とは、一般的に [経胸壁心エコー] 検査のことをいいます（体の外側から検査します）。超音波を使用して、心臓の動き・構造、弁の動き、血流の状態などを評価し、心筋症、弁膜症、心筋症、心不全、先天性心疾患など心疾患を診断します。

メリットは、体に傷をつけず、リアルタイムで繰り返し、心臓を観察できることです。

[ドプラ効果]（カラードプラ、連続波ドプラ、パルスドプラ）を用いて、弁膜症や血行動態（EF〔左室駆出率〕や肺高血圧の有無）を評価します。

[傍胸骨左縁長軸] 像　[心尖部四腔] 像

2 経食道心エコー検査

超音波を [食道] 内から心臓に当てて行う検査です。食道と心臓は隣接しているので、経胸壁心エコー検査より鮮明な画像が得られます。最近では検査だけではなく、弁膜症の治療や、カテーテル治療中にも使用されています。

口から食道へプローブを入れて体の内側から心臓を見ます

心エコー検査動画を見てみよう

基礎編 A 循環器疾患のおもな検査を理解する

④ 胸部X線検査と血管エコー検査

習得のコツ 画像検査を理解して、検査結果を見てみましょう。

[ ] に合う語を選んで書き込んでみよう！（使わない語もあります）

50　80　PSV　鈍角　カラー表示　逆流　胸部の幅　狭窄症　黒く　白く
心臓の幅　心不全　超音波　ドプラ血流波形　鈍角　放射線　モザイク血流

1 胸部X線検査

心臓や肺、骨、血管など、胸部の内部構造の異常を見つけることができます。X線が吸収された度合いによって白黒の濃淡が表現され、空気は [黒く]、心臓、肺血管、骨などは [白く] 写ります。

[心不全] では心臓の拡大やうっ血による肺血管陰影の増強、胸水などがみられます。

心胸郭比（CTR）とは心臓の大きさの指標とされ、[50] ％×100

CTR（％）＝ [心の幅] / [胸郭の幅] × 100

肋横隔膜角（C-P Angle）は胸水があると [鈍角] になります。

急性心不全では肺水腫となり強い肺血管陰影の増強がみられます（butterfly shadow）。

①〜⑥の位置を解答編で確認してみよう！

①右第一弓：上大静脈
②右第二弓：右房
③左第一弓：大動脈
④左第二弓：肺動脈
⑤左第三弓：左心耳、左房
⑥左第四弓：左室

2 血管エコー検査

[超音波] を利用して、血管の構造と血流の状態をリアルタイムで観察する検査です。動脈硬化症による血管の性状変化や狭窄や閉塞の評価、静脈の血栓や逆流の有無を調べて静脈血栓症や静脈瘤の診断に用いられます。

カラードプラ法は血流の速度と方向を広い視野で [カラー表示] することができます。血管が狭窄すると血流速度が上昇し [モザイク血流] が見られます。
血流速度は [PSV] などを計測し、狭窄度を評価します。
パルスドプラ法では任意の場所の [ドプラ血流波形] から血流速度などを計測できます。

血管エコー検査画像を解答編で見てみよう

過去に撮影した画像と比較すると変化が分かるようになります。

正常像と異なる違和感に注目しましょう。

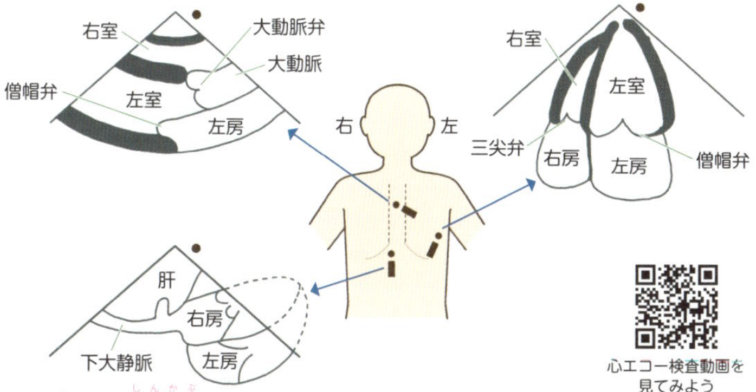

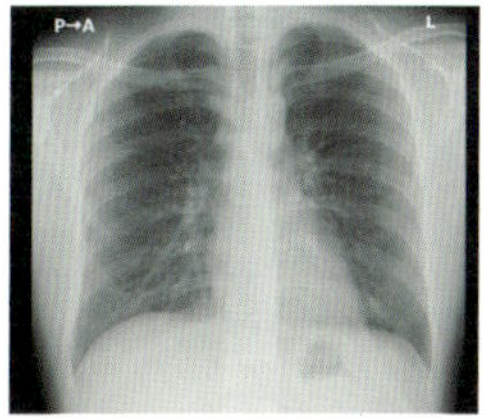

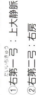

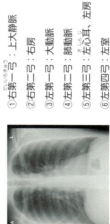

⑤MRI 検査

習得のコツ MRI 検査で撮影するさまざまな種類の画像を理解しましょう。

[　　] に合う語を選んで書き込んでみよう！（2 度使う語があります）
アデノシン三リン酸（ATP）　血行再建術　シネ動画　白く　心筋虚血領域
水素原子核　放射線被ばく

MRI 検査は磁石《じしゃく》と電磁波《でんじは》を用いて、体内に分布している［水素原子核《すいそげんしかく》］の動きを利用し画像化する検査です。X 線を使用しないため、［放射線被《ほうしゃせんひ》ばく］の心配がありません。

心臓 MRI 検査は、情報量が多く、より詳細な診断につながる検査です。

●シネ画像、T2 強調画像、マッピング、MRCA

- 心臓の動きや形態、弁膜症《べんまくしょう》による加速血流《かそくけつりゅう》や逆流を［ シネ動画 ］で評価できます。
- 急性心筋梗塞《きゅうせいしんきんこうそく》や心筋炎《しんきんえん》などで起こる炎症や浮腫《ふしゅ》は、T2 強調画像《きょうちょうがぞう》で［白く］描出されます。
- マッピングにより心筋組織の異常を、見た目ではなく異常値として検出します。
- 造影剤《ぞうえいざい》を使用することなく冠動脈を描出することが可能です（MRCA）。

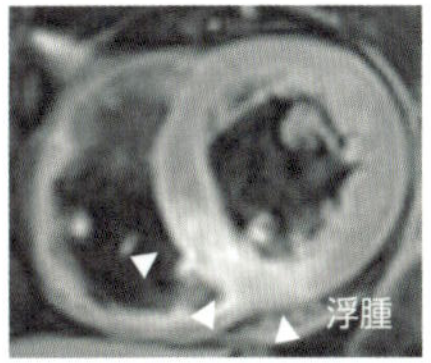

T2 強調画像

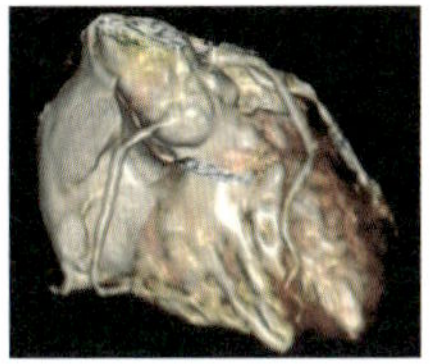
MRCA

撮影方法を変えることで、いろんな種類の画像が得られます

●パーフュージョン画像

- ［アデノシン三《さん》リン酸《さん》（ATP）］による薬剤負荷下で、ガドリニウム造影剤を急速に静脈注射しながら撮影すると、冠動脈狭窄などが原因で血流量が不足した領域（［心筋虚血領域《しんきんきょけつりょういき》］）が黒く描出されます。
- ［ 血行再建術《けっこうさいけんじゅつ》 ］の必要性を判断する根拠となります。

実際の画像を解答編で見てみよう

●遅延造影《ちえんぞうえい》画像

- 心筋障害により増加した細胞外液腔《さいぼうがいえきくう》には造影剤が分布するため、病変部分を［ 白く ］描出することができます。
- 各種心筋症の鑑別《かんべつ》や重症度を評価します。

いろんな MRI 画像を動画でも見てみよう

基礎編Ⓐ④ プラスα

●胸部 X 線画像

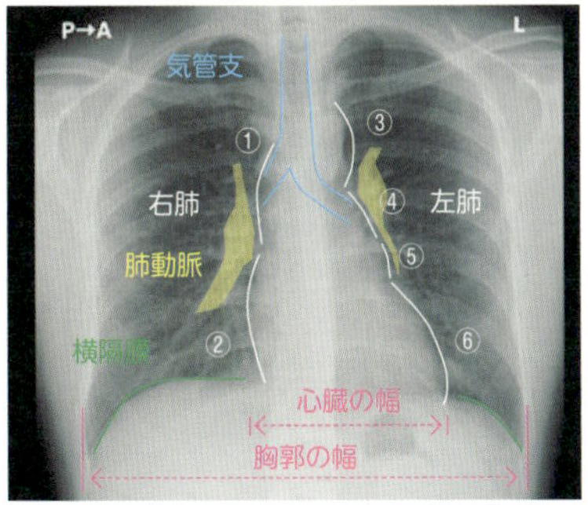

●血管エコー画像

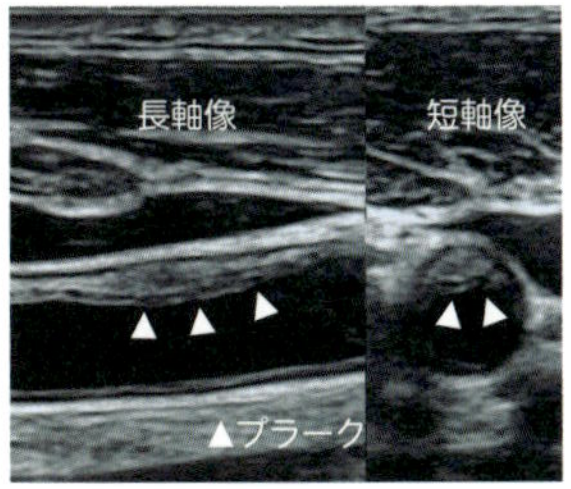

断層像

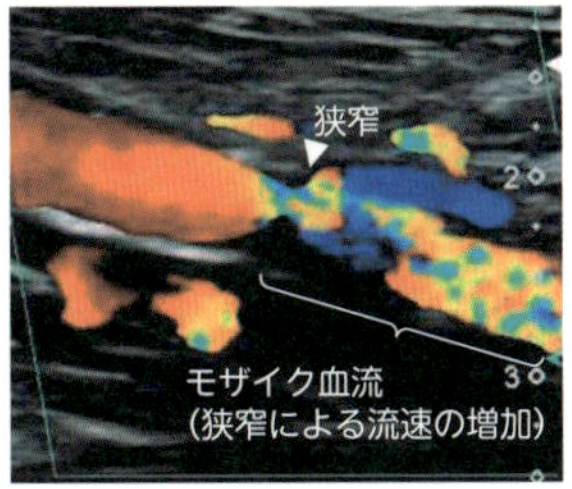

カラードプラ

基礎編Ⓐ⑤ プラスα

●パーフュージョン画像と遅延造影画像

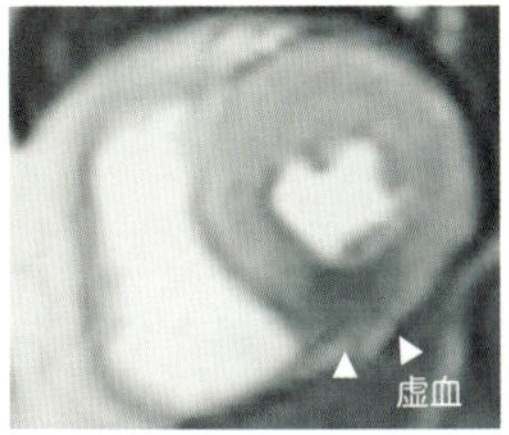

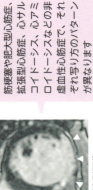

パーフュージョン画像

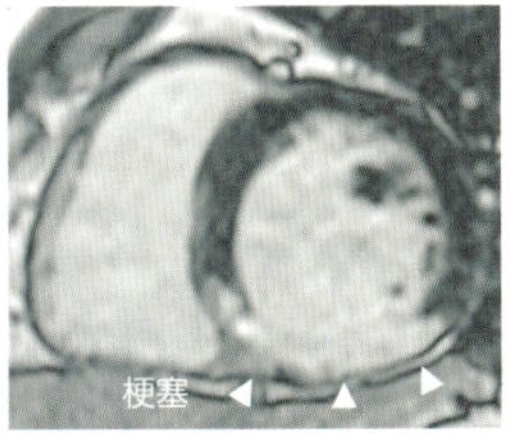

遅延造影画像

遅延造影画像では、心筋梗塞や肥大型心筋症、拡張型心筋症、心サルコイドーシス、心アミロイドーシスなどの非虚血性心筋症で、それぞれ写り方のパターンが異なります

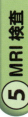

⑥冠動脈 CT 検査と心臓核医学検査

習得のコツ 正常な画像を繰り返し見ることで、異常な部分に気づくことができます。

［　］に合う語を選んで書き込んでみよう！
運動負荷　カフェイン制限　起始異常　狭窄　虚血　欠損　梗塞　集積　腎機能
造影剤　相対評価　大動脈解離　補液　薬物負荷　ラジオアイソトープ(RI)

1 冠動脈 CT 検査

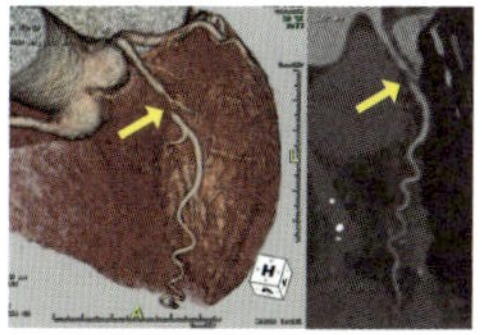
左前下行枝の狭窄例

- 放射線を体に当てて、輪切りの画像を撮影する検査です。
- 冠動脈に色を付けるために［ 造影剤《ぞうえいざい》 ］を使用します。［ 腎機能 ］の低下した患者の場合、より腎機能《じんきのう》が悪化する可能性があります。そのため、必要に応じて［ 補液《ほえき》 ］を行うことがあります。
- 3次元で画像を作ることができ、観察したい方向を自由に決めることができます。
- 冠動脈の細い・狭いなどの［ 狭窄《きょうさく》 ］があるかどうかだけでなく、［ 起始異常《きしいじょう》 ］などの解剖学的異常を評価することができます。

単冠動脈の画像を解答編で見てみよう

2 心臓核医学検査（負荷心筋血流シンチグラフィ）

心臓に特異的に集まる放射性医薬品［ ラジオアイソトープ（RI） ］を静脈注射して、心臓に［ 集積《しゅうせき》 ］したところを、カメラで撮影する検査です。正常な心筋細胞にはRIが取り込まれますが、血流の低下した異常心筋にはRIが取り込まれず、画像が［ 欠損《けっそん》 ］します。これを利用し、負荷《ふか》時と安静《あんせい》時で画像を比べる［ 相対評価《そうたいひょうか》 ］を行うことで、心筋の［ 虚血《きょけつ》 ］や［ 梗塞《こうそく》 ］した領域を調べます。

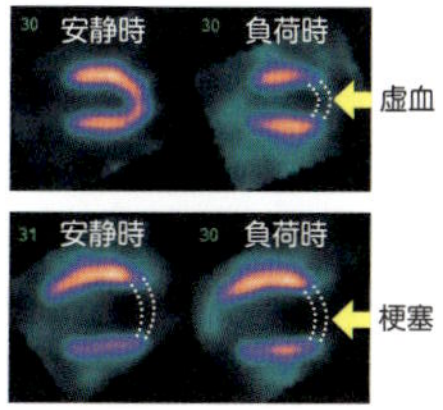

●負荷の方法

①アデノシン三リン酸を静脈注射して血流量を増やす［ 薬物負荷 ］では、アデノシン三リン酸の効果が弱くなってしまうため、検査前の［ カフェイン制限 ］が必須です。

②エルゴメーターやトレッドミルによる［ 運動負荷 ］は、大動脈瘤《だいどうみゃくりゅう》や［ 大動脈解離《かいり》 ］の患者では禁忌となり、足腰が弱いと十分な負荷をかけることができません。

相対評価のため、多枝疾患のように心筋全体の血流が悪いと評価できないことがあります

基礎編A⑥ プラスα

●冠動脈 CT 画像（単冠動脈の例）

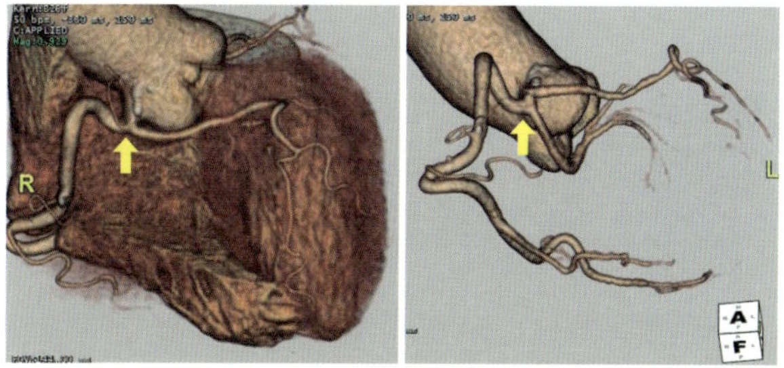

右冠尖より分岐する冠動脈１本のみで心筋全体へ血液を流しています
単冠動脈の場合、その冠動脈の入口部が閉塞してしまうと、心臓へ血液を流せなくなってしまいます

7 心臓カテーテル検査

習得のコツ 右心カテ、左心カテ、EPS、それぞれの検査の違いを理解しながら学習しよう。

[　　] に合う語を選んで書き込んでみよう！
右室圧(RVP)　右房圧(RAP)　静脈　スワンガンツカテーテル検査
造影剤アレルギー　動脈　肺動脈圧(PAP)　肺動脈楔入圧(PCWP)　不整脈

それぞれの穿刺《せんし》部から直径 2 mm 弱ほどのシースを血管に挿入し、シースを入口として、カテーテルを心臓まで進めて行う検査です。左心カテーテルは［ 動 脈 ］から、右心カテーテル・電気生理学的検査《でんきせいりがくてきけんさ》は［ 静 脈 ］から挿入します。

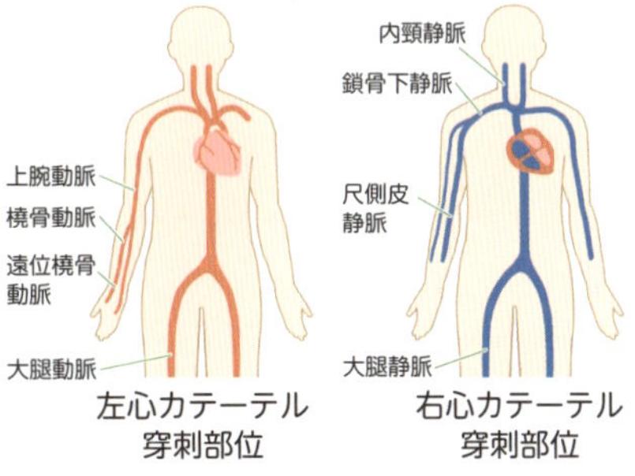

心臓カテーテル検査の合併症《がっぺいしょう》として、造影《ぞうえい》剤《ざい》使用による［ 造 影 剤 ア レ ル ギ ー ］、心臓へのカテーテルの刺激などによる［ 不 整 脈《ふせいみゃく》 ］の出現や血管損傷《けっかんそんしょう》に注意が必要です。

1 右心カテーテル検査

右心カテーテル検査にはほかに右室造影、肺動脈造影などの検査もあります

右心系の機能を調べます。心不全《しんふぜん》や先天《せんてん》性心疾患《せいしんしっかん》が疑われる患者へ行われます。代表的な検査として［ ス ワ ン ガ ン ツ カ テ ー テ ル 検 査 ］があり、先端にバルーンがついたカテーテル用いて、心内圧《しんないあつ》、心拍《しんはく》出量《しゅつりょう》（CO）、酸素飽和度《さんそほうわど》などを測定します。

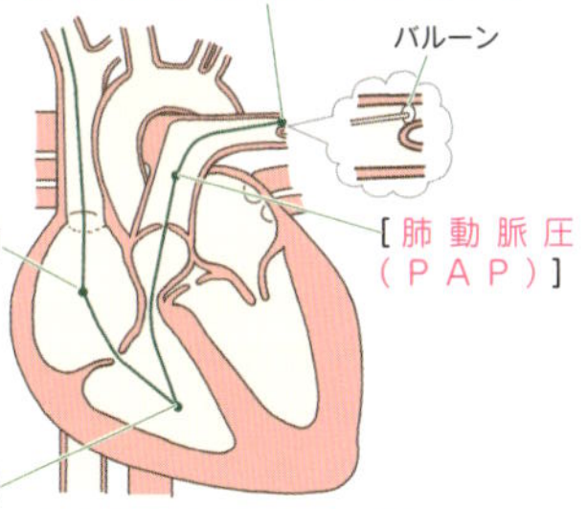

心内圧の測定項目と位置

- **心内圧**…カテーテルを引き抜きながら測定します。
- **心拍出量（CO）**…熱希釈法《ねつきしゃくほう》という 0℃の冷水をカテーテル注入部から急速注入することにより、カテーテル先端部での温度の変化を感知して測定します。
- **酸素飽和度**…心内の各部位において採血をして、シャントの有無を調べます。

シャントとは、動静脈の間の短絡のことです

[　　] に合う語を選んで書き込んでみよう！
アブレーション　血流予備量比　冠攣縮　造影剤　左回旋枝(LCX)
左前下行枝(LAD)　ピッグカテーテル　右冠動脈(RCA)

2 左心カテーテル検査

高圧な動脈血の流れと逆方向にカテーテルを進めるため、右心カテーテルより侵襲度が高い検査です

冠動脈造影（CAG）

右冠動脈《みぎかんどうみゃく》と左冠動脈へ［ 造 影 剤 ］を流して狭窄《きょうさく》や閉塞《へいそく》があるかどうかを調べる検査です。狭心症《きょうしんしょう》や心筋梗塞《しんきんこうそく》が疑われる患者に行われ、基本的には 75%以上（左主幹部《ひだりしゅかんぶ》は 50%以上）が有意《ゆうい》狭窄とされます。狭窄がどれくらい重度であるかを調べるために、［ 血 流 予 備 量 比《けつりゅうよびりょうひ》 ］（FFR）の計測を行う場合があります。正常値を 1.0 とし、狭窄があればあるほど値は低下していき、0.80（または 0.75）以下であれば有意狭窄とされ、治療の対象となります。

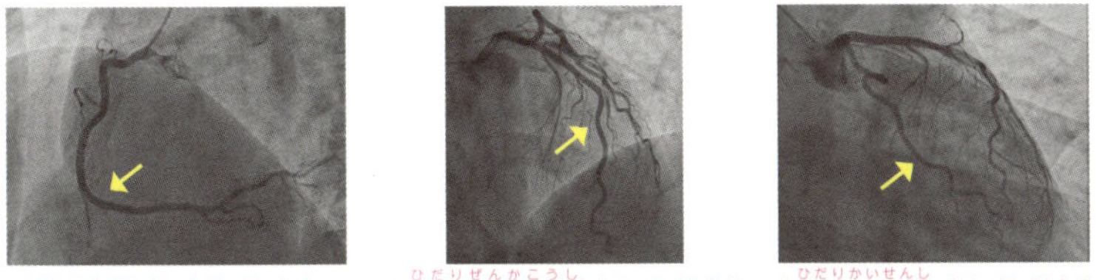
［ 右 冠 動 脈（ R C A ）］　［ 左 前 下 行 枝《ひだりぜんかこうし》（ L A D ）］　［ 左 回 旋 枝《ひだりかいせんし》（ L C X ）］

矢印が示す血管の名前を書きましょう

冠攣縮薬物誘発負荷試験《かんれんしゅくやくぶつゆうはつふかしけん》

アセチルコリンまたはエルゴメトリンを冠動脈へ投与し、［ 冠 攣 縮 ］を誘発して、冠攣縮性狭心症の有無を調べる検査です。

冠攣縮とは、冠動脈がけいれんし一時的な狭窄を起こした状態です

左室造影検査（LVG）

先端が丸みを帯びた［ ピ ッ グ カ テ ー テ ル ］を左室内に挿入し、左室の形態や壁運動《へきうんどう》のようす、壁の厚さ、容積、僧帽弁逆流症《そうぼうべんぎゃくりゅうしょう》などの評価を行う検査です。

30～40mL の造影剤を一気に注入して撮影を行います。

左室造影検査の動画を見てみよう

左心カテーテル検査には、他にも冠動脈バイパス手術後にグラフトの狭窄がないか調べるバイパス造影もあります

3 電気生理学的検査（EPS）

電極カテーテルという心臓内の電位を測定するカテーテルを挿入し、不整脈をより詳しく調べる検査です。［ ア ブ レ ー シ ョ ン ］治療を必要とする患者に行われることが多いです。

① 血管疾患　大動脈瘤

習得のコツ 好発部位や治療の違いをしっかり覚えましょう。

［　　］に合う語を選んで書き込んでみよう！
圧迫　局所麻酔　虚血　人工血管　ステントグラフト　全身麻酔　無症状　瘤の破裂

●病態…大動脈の一部が拡大した状態で、直径が正常径の 1.5 倍（胸部で 45 mm、腹部で 30 mm）以上に拡大した場合をいいます。

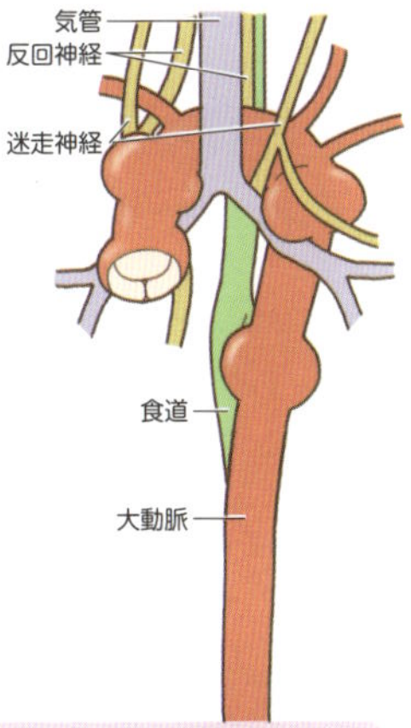

全体の約 3 分の 2 が腹部大動脈瘤で、そのうちの 95% 以上が腎動脈分岐以下に発生します

●症状…瘤《りゅう》による［圧迫《あっぱく》］症状（嗄声《させい》、嚥下困難《えんげこんなん》など）や、［虚血《きょけつ》］症状（腹痛、下肢のしびれなど）がありますが、破《は》裂《れつ》しなければ［無症状《むしょうじょう》］のことが多いです。破裂すると、突然の激しい痛みとともにショック状態になり、死に至ることがあります。

瘤が周囲臓器を圧迫して生じる圧迫症状と、瘤内の血栓が末梢血管へ流れることで生じる虚血症状があります

●治療…瘤の直径が胸部で 55 mm 以上、腹部で 50 mm 以上、また、急速に大きくなる場合（半年で 5 mm 以上の拡大）は、破裂のリスクが高いため、人工血管置換術《じんこうけっかんちかんじゅつ》やステントグラフト内挿術《ないそうじゅつ》を行い、［瘤の破裂］を防ぎます。

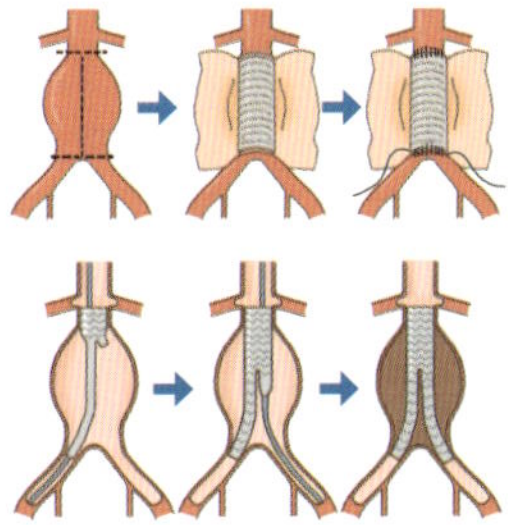

● 人工血管置換術：［全身麻酔《ぜんしんますい》］下で胸部や腹部を開き、一時的に血流を止め、瘤を切り取り、［　人工血管　］に置き換えます。
● ステントグラフト内挿術：［局所麻酔］下で、鼠《そ》径部《けいぶ》の動脈からカテーテルを挿入して、瘤の内部に［ステントグラフト］を置きます。

② 血管疾患　大動脈解離

習得のコツ A 型と B 型の違いを意識して覚えましょう。

［　　］に合う語を選んで書き込んでみよう！（2 度使う語があります）
痛みが移動　外膜　偽腔　上行大動脈　真腔　中膜　内膜　激しい痛み　予後不良

●病態…大動脈壁《だいどうみゃくへき》の内膜《ないまく》に亀裂《きれつ》（エントリー）が生じ、中膜《ちゅうまく》が内外の 2 層に剥《はく》離《り》された状態です。本来の血管腔《けっかんくう》を真《しん》腔《くう》、中膜内の解離《かいり》によって生じた新たな腔を偽腔《ぎくう》といいます。

［上行大動脈《じょうこうだいどうみゃく》］に解離があるものは Stanford《スタンフォード》 A 型、解離がないものは Stanford B 型と分類されます。Stanford A 型は、未治療では極めて［予後不良］です。

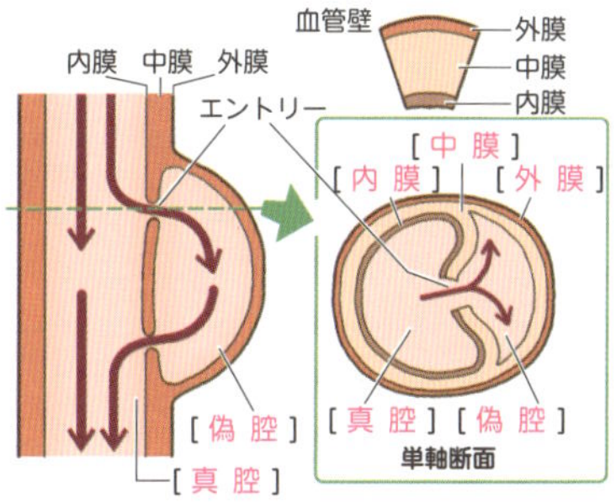

発症から 2 週間以内を急性期、2 週間～3 カ月を亜急性期、3 カ月以降を慢性期と表現し、未治療の場合の急性期の死亡率は 80% 近いといわれます

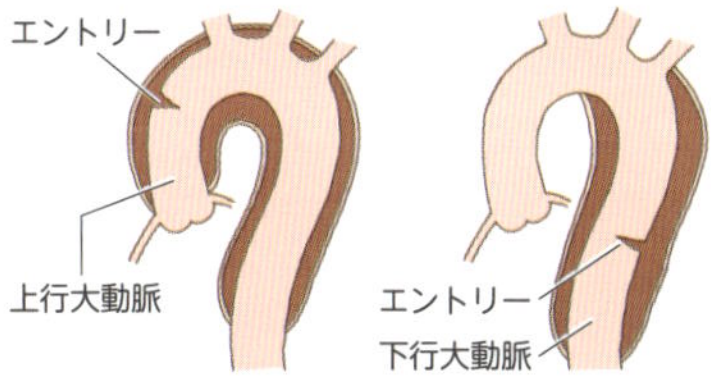

Stanford A 型　　Stanford B 型

●症状…特徴的な症状は、胸部や背部に突然の［激しい痛み］が生じ、解離の進行に伴って背部から腰部へと［痛みが移動］していきます。他にも、血管の狭窄《きょうさく》・閉塞《へいそく》による虚血《きょけつ》症状や、血管の拡大による大動脈弁閉鎖不全《だいどうみゃくべんへいさふぜん》症の症状、破裂による症状（心タンポナーデ、出血性ショックなど）が生じることもあります。

胸と背中、胸と下肢など離れた臓器で症状が出現するのもこの疾患特有です

●治療…基本的に Stanford A 型は緊急手術、Stanford B 型は鎮痛《ちんつう》・降圧《こうあつ》・安静《あんせい》の内科治療をします。しかし、合併症のある急性期の Stanford B 型は人工血管置換術《じんこうけっかんちかんじゅつ》やステントグラフト内挿術《ないそうじゅつ》などの手術を行う場合もあります。

③ 血管疾患　下肢閉塞性動脈硬化症

習得のコツ 近年、食生活や生活スタイルの変化に伴い増加していることを意識して学習しましょう。

［　　］に合う語を選んで書き込んでみよう！
間欠性跛行　禁煙　血行再建　動脈硬化　包括的高度慢性下肢虚血(CLTI)　薬物療法

●病態

下肢の動脈が［ 動脈硬化《どうみゃくこうか》 ］などで狭窄《きょうさく》または閉塞《へいそく》し血流が悪くなる疾患です。

検査ではABI（足関節上腕血圧比《そくかんせつじょうわんけつあつひ》）で0.9を下回ると下肢閉塞性動脈硬化症《かしへいそくせいどうみゃくこうかしょう》の可能性が高いとされています。

また、下肢閉塞性動脈硬化症の進行した病態として［ 包括的高度慢性下肢虚血《ほうかつてきこうどまんせいかしきょけつ》（CLTI） ］があり、生命予後は不良です。

●症状

［ 間欠性跛行《かんけつせいはこう》 ］が代表的な症状で、主訴の70～80%を占めます。

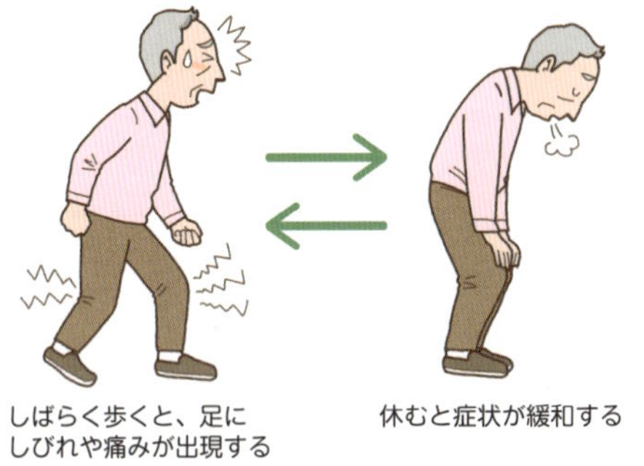
上り坂で生じやすい症状です

●治療

- 非薬物療法：［ 禁煙 ］、栄養指導、運動療法、体重管理など
- ［ 薬物療法 ］：抗血小板薬《こうけっしょうばんやく》、抗凝固薬《こうぎょうこやく》、脂質異常治療薬《ししついじょうちりょうやく》、降圧薬《こうあつやく》
- ［ 血行再建《けっこうさいけん》 ］：カテーテル治療、外科的血管バイパス術

下肢切断リスクの評価としてWIfI分類があり、日々の観察において重要です

④ 虚血性心疾患　狭心症

習得のコツ 病態と種類を理解しましょう。

［　　］に合う語を選んで書き込んでみよう！
安定狭心症　冠動脈　冠動脈バイパス術　胸部絞扼感　禁煙　けいれん　心筋梗塞　放散痛

●病態

心臓の［ 冠動脈 ］が狭くなることで、心筋への血流が一時的に減少し、酸素不足になります。これにより、胸痛や［ 胸部絞扼感《こうやくかん》 ］、息切《いきぎ》れなどが出現します。

①［ 安定狭心症 ］：階段や坂を登ったり、運動時や心理的なストレスを感じたりすると心臓の仕事量が増え、胸痛などが出現します。そのため労作性狭心症《ろうさせいきょうしんしょう》ともいいます。

②不安定狭心症：安静にしているときなど、突然症状が出現します。［ 心筋梗塞《しんきんこうそく》 ］に進行することが多く、早急に治療しなければなりません。

③冠攣縮性《かんれんしゅくせい》狭心症：冠動脈に狭窄はありませんが、血管の一時的な［ けいれん ］で血流が途絶えることで起こります。夜間から早朝にかけて症状が出現しやすいです。

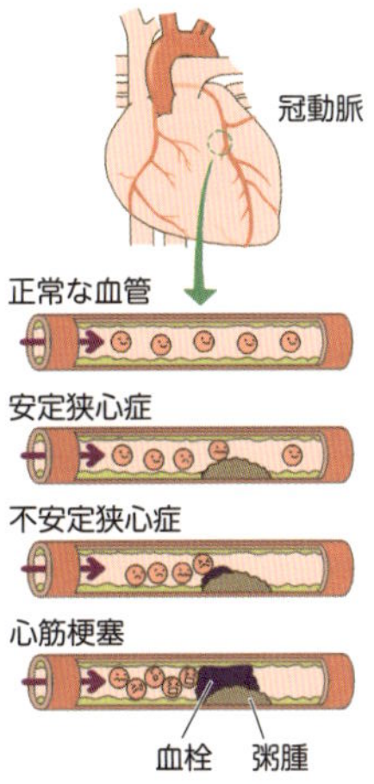

狭心症の原因は、血管内膜にコレステロールが蓄積してできた塊で、粥腫といいます
粥腫が破綻すると、不安定狭心症および心筋梗塞に進行してしまいます

●症状

初期の症状は分かりづらく、病態の悪化や進行の可能性があるため、早期の症状および病態の把握が必要です。典型的な症状は胸痛《きょうつう》ですが、非典型的な症状として心窩部《しんかぶ》痛、肩の痛み、顎《あご》や歯の痛みとして出現することがあります。これを［ 放散痛《ほうさんつう》 ］といいます。

●治療

生活習慣の改善のため、［ 禁煙 ］や栄養指導などを行い、血圧管理、体重管理を行います。その後、薬剤療法を導入しても症状が改善しない場合は、経皮的冠動脈形成術《けいひてきかんどうみゃくけいせいじゅつ》や外科的な［ 冠動脈バイパス術 ］を行います。

冠危険因子を把握することが重要です。

⑤虚血性心疾患　心筋梗塞

習得のコツ 心筋梗塞は急性期から慢性期まで管理が必要です。

［　　］に合う語を選んで書き込んでみよう！
12誘導心電図　胸痛　経皮的冠動脈形成術　血栓　心雑音　石灰化　肺水腫

●病態

冠動脈内に［　血栓《けっせん》　］ができ、心筋虚血になることで引き起こされる疾患です。血栓形成の原因は粥腫《じゅくしゅ》の破綻ですが、血管内のびらんや［石灰化］なども原因となります。

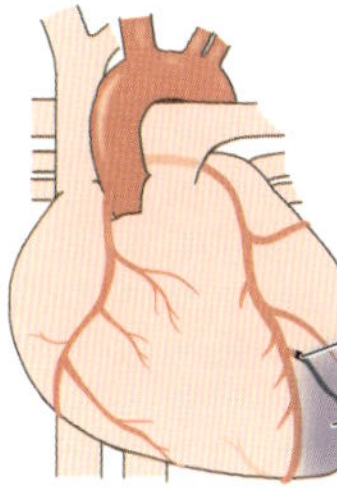
冠動脈内の血栓
心筋壊死《しんきんえし》

●症状

心筋梗塞《しんきんこうそく》は［　胸痛《きょうつう》　］が典型的な症状ですが、胃や背中が痛いなどの症状もあるため、注意が必要です。痛みの訴えから心筋梗塞を疑う場合は［　12誘導心電図《ゆうどうしんでんず》　］を行います。また、心筋梗塞の機械的合併症による［心雑音］や［肺水腫《はいすいしゅ》］を疑う湿《しっ》性《せい》ラ音《おん》を聴取することもあります。

●治療

［経皮的冠動脈形成術《けいひてきかんどうみゃくけいせいじゅつ》］、冠動脈バイパス術を施行します。経皮的冠動脈形成術では、病院到着後から再灌流《さいかんりゅう》までの時間が90分以内を目標とします。

再灌流とは、血流が止まっていた血管に、再び血液が流れることをいいます

心筋梗塞の機械的合併症とは心破裂、乳頭筋断裂、急性僧帽弁閉鎖不全症、心室中隔穿孔です
その他には心不全や致死性不整脈などがあります

心筋梗塞は12誘導心電図で責任病変が推定できるので、まずは心電図の取り方を覚えることが大切です。

⑥弁膜疾患　大動脈弁疾患

習得のコツ 大動脈弁疾患には狭窄と閉鎖不全があります。それぞれの病態を理解しましょう。

［　　］に合う語を選んで書き込んでみよう！　（2度使う語があります）
逆流　硬化　呼吸困難　左室肥大　失神　心不全　大動脈弁置換術　薬物療法

1 大動脈弁狭窄症

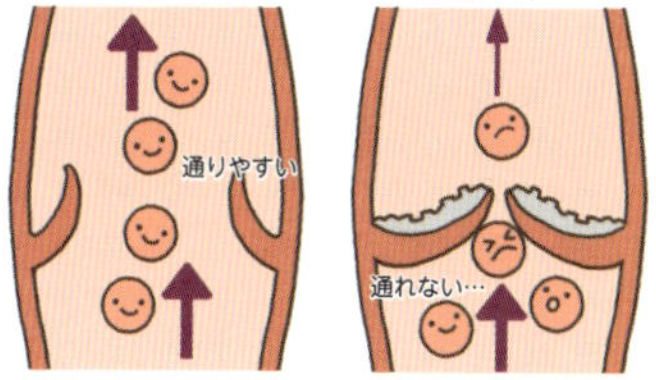
正常に弁が開く
狭窄
通りやすい
通れない…

●病態

大動脈弁の［　硬化　］により、弁が開いた部分の面積が狭くなり、左室から大動脈への駆出抵《くしゅってい》抗《こう》が大きくなり、左室の圧負荷《あつふか》が増大し、［左室肥大《さしつひだい》］を来します。

●症状

血流の拍出が制限されるため、胸痛、［　失神《しっしん》　］が出現します。また、心不全《しんふぜん》を伴い呼吸不全が出現します。

●治療

［薬物療法］を行い、心不全などの症状がある場合は［大動脈弁置換術《だいどうみゃくべんちかんじゅつ》］を行います。大動脈弁置換術には、外科的弁置換術と経カテーテル的大動脈弁置換術があります。

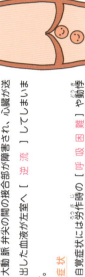

2 大動脈弁閉鎖不全

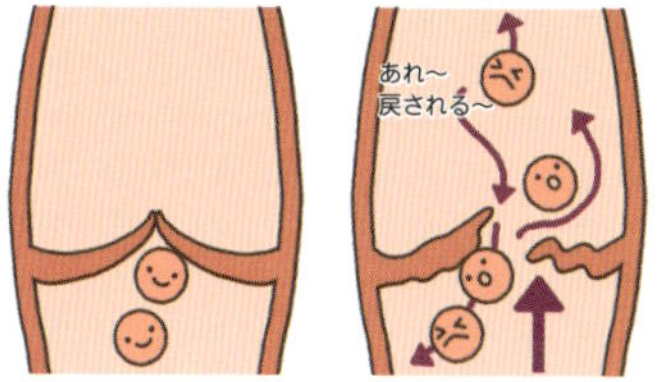
正常に弁が閉じる
閉鎖不全
あれ～
戻される～

●病態

大動脈弁尖《だいどうみゃくべんせん》の間の接合部が障害され、心臓が送り出した血液が左室へ［　逆流　］してしまいます。

●症状

自覚症状には労作時《ろうさじ》の［呼吸困難］や動悸《どうき》があります。胸部X線写真で肺うっ血や心拡大を認める場合には、［心不全］を疑います。

●治療

外科的治療法としては［大動脈弁置換術］を選択します。手術適応でない場合は薬物療法を中心とした内科的治療を行います。

大動脈閉鎖不全では血圧管理がポイントで、高血圧症に対する生活指導が重要です

大動脈弁疾患では心音の聴取を行いましょう。

7 弁膜疾患　僧帽弁疾患

習得のコツ 心臓の解剖をよく理解しましょう。

［　　］に合う語を選んで書き込んでみよう！　（2度使う語があります）
経皮的僧帽弁形成術　抗凝固療法　呼吸困難　心不全　心房細動　石灰化
僧帽弁置換術　肺水腫

1 僧帽弁狭窄症

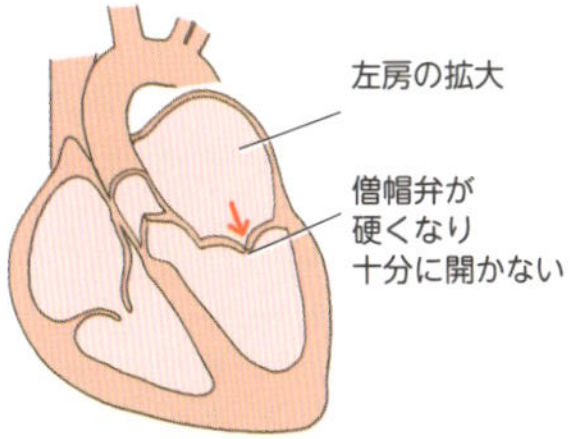

●病態…多くはリウマチ性で、その他は先天性や［ 石灰化《せっかいか》 ］が原因となります。左室への流入障害があるため左房圧の上昇、肺うっ血があります。そのため、［ 心房細動《しんぼうさいどう》 ］や血栓塞栓症《けっせんそくせんしょう》が合併しやすいです。

●症状…労作時《ろうさじ》の［ 呼吸困難 ］、下肢の浮腫《ふしゅ》、倦怠感《けんたいかん》

●治療

- 薬物療法：［ 心房細動 ］がある場合は血栓塞栓症のリスクがあるため、［ 抗凝固療法《こうぎょうこりょうほう》 ］
- 外科的治療：標準治療は直視交連切開術《ちょくしこうれんせっかいじゅつ》または僧帽弁置換術《そうぼうべんちかんじゅつ》
- カテーテル治療：経皮的僧帽弁交連切開術

2 僧帽弁閉鎖不全症

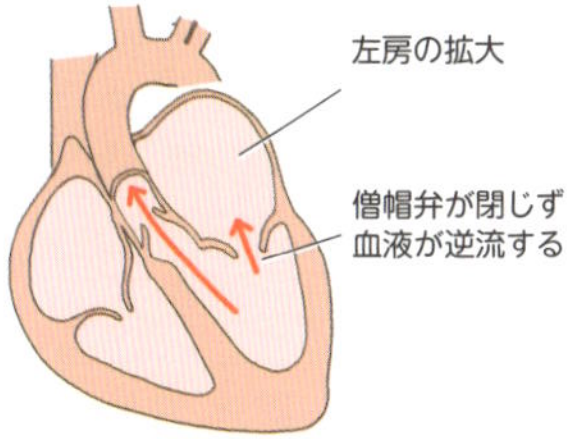

●病態…一次性、二次性があり、病気が進行すると左心拡大と左室の収縮機能低下が起こります。

●症状…急性の場合には、［ 肺水腫《はいすいしゅ》 ］やショック状態となることがあります。慢性的に経過する場合には浮腫や呼吸苦《こきゅうく》などの［ 心不全《しんふぜん》 ］症状が出現します。

●治療

- 一次性：症状や左室機能に合わせて外科的な僧帽弁形成術や［ 僧帽弁置換術 ］が選択されます。
- 二次性：薬剤治療を行い、コントロールできない場合には外科的僧帽弁形成術や僧帽弁置換術、［ 経皮的僧帽弁形成術《けいひてきそうぼうべんけいせいじゅつ》 ］が実施されます。

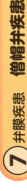

僧帽弁疾患では抗凝固療法が必要となることがあります
なぜ必要なのかを理解しましょう

8 弁膜疾患　三尖弁疾患

習得のコツ 三尖弁の解剖や弁機能の役割を考えましょう。

［　　］に合う語を選んで書き込んでみよう！　右室拡大　右房　右房拡大
肝腫大　倦怠感　心房細動　二次性閉鎖不全　右上腹部不快感　リウマチ熱

1 三尖弁狭窄症

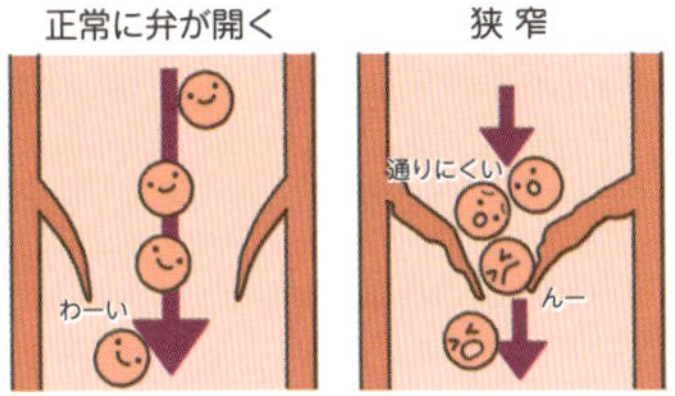

●病態…弁が開いたときの面積が狭くなるため、右房内の血液量が増加し、［ 右房拡大《うぼうかくだい》 ］が起こります。原因は［ リウマチ熱 ］です。先天性異常によるものがあります。静脈内圧が上昇することによる［ 肝腫大《かんしゅだい》 ］が起こります。

●症状…下腿浮腫《かたいふしゅ》、動悸《どうき》、肝腫大による［ 右上腹部不快感《みぎじょうふくぶふかいかん》 ］

●治療

- 薬剤療法：利尿薬《りにょうやく》など
- 外科的手術：三尖弁置換術《さんせんべんちかんじゅつ》

2 三尖弁閉鎖不全

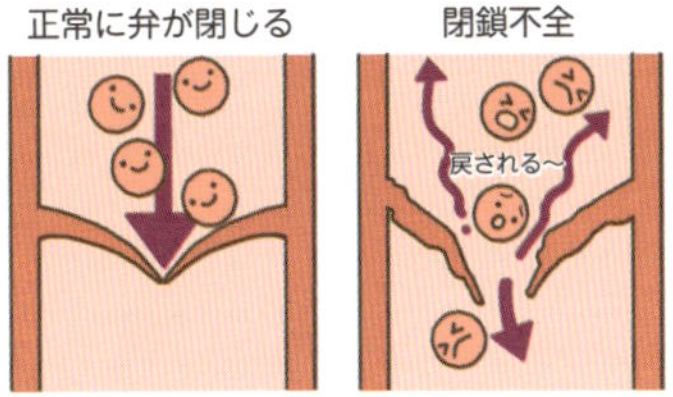

●病態…弁組織自体の変化による一次性と、［ 右室拡大《うしつかくだい》 ］や弁輪拡大《べんりんかくだい》によって起こる二次性に分けられます。高齢化に伴う心房細動の増加により、［ 二次性閉鎖不全《にじせいへいさふぜん》 ］が増えています。［ 右房 ］の拡大がみられます。

●症状…頸静脈怒張《どちょう》や下腿浮腫、［ 倦怠感《けんたいかん》 ］、疲労感などの漠然とした症状

●治療

- 薬剤療法：利尿薬や［ 心房細動《しんぼうさいどう》 ］を合併する場合は抗凝固薬《こうぎょうこやく》など
- 外科的治療：三尖弁形成術や三尖弁置換術

三尖弁疾患では、閉鎖不全が治療適応となることが多いです

⑨ 不整脈　頻脈性不整脈

習得のコツ それぞれの心電図波形の特徴をつかんで学習しましょう。

[　　] に合う語を選んで書き込んでみよう！（29〜30 ページ）
WPW症候群　血栓　心室期外収縮　心房細動　心房期外収縮　心房粗動
洞性頻脈　発作性上室性頻拍

①[　洞性頻脈《どうせいひんみゃく》　]

洞調律《どうちょうりつ》で 100 回 / 分以上の頻脈《ひんみゃく》です。発熱や痛みなどが原因となりやすいです。

● 治療…特に治療は不要です。

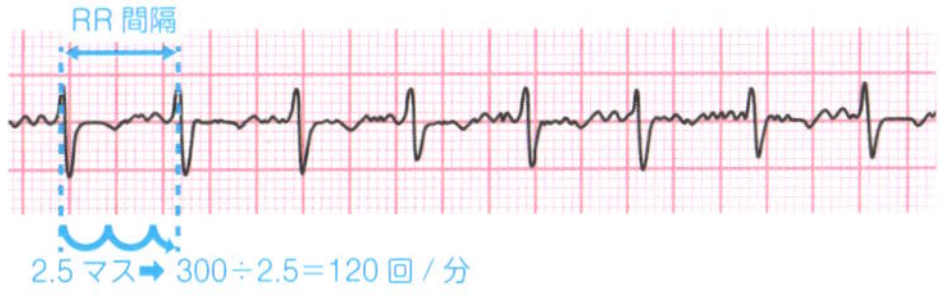

②[心房期外収縮《しんぼうきがいしゅうしゅく》]（PAC、APC）

基本周期よりも早く心房内で異所性興奮《いしょせいこうふん》が出現し、幅が狭い QRS 波が観察されます。洞調律の P 波の形と異なる形をした異所性 P 波が特徴です。健常者でも見られることがあります。

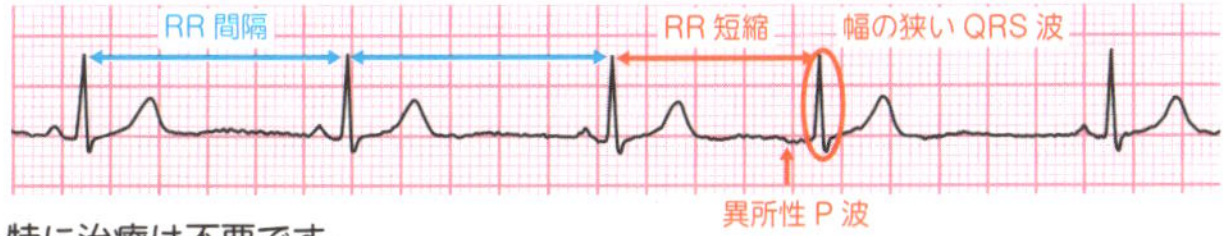

● 治療…特に治療は不要です。

③[心室期外収縮《しんしつきがいしゅうしゅく》]（PVC、VPC）

基本周期よりも早く心室内で異所性興奮が出現し、幅が広い QRS 波が観察されます。心室《しんしつ》性不整脈《せいふせいみゃく》なので P 波がないことが、心房期外収縮《しんぼうきがいしゅうしゅく》との違いです。健常者でも見られることがあります。

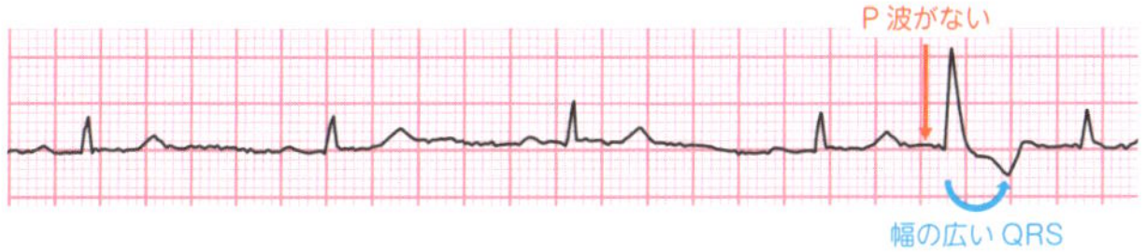

● 治療…基本的に治療は不要ですが、頻度が多い場合や心臓に疾患がある場合には致死性不整脈の原因となることがあるので、抗不整脈薬《こうふせいみゃくやく》投与や電解質補正《でんかいしつほせい》を行うことがあります。

④[　心房細動《しんぼうさいどう》　]（AF）

心房の至る所で興奮が起こるために、基線が細かく振動する細動波《さいどうは》（f 波）となり、P 波は確認できません。RR 間隔も不規則になることが特徴です。心臓内に [　血栓《けっせん》　] ができやすく、脳梗塞《のうこうそく》（心原性脳塞栓症《しんげんせいのうそくせんしょう》）の原因となることがあります。

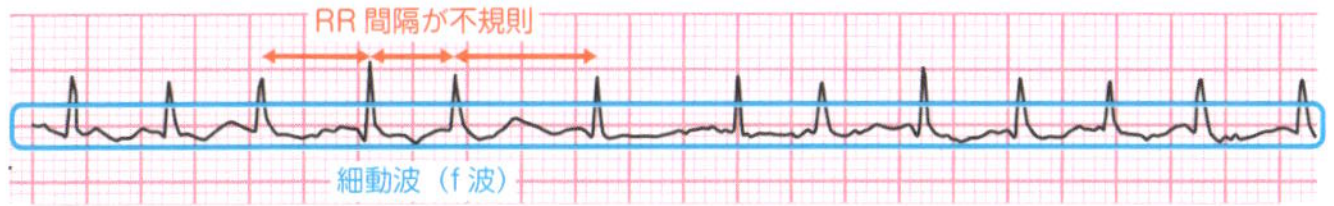

● 治療…抗不整脈薬や β 遮断薬《べーたしゃだんやく》などを用いて洞調律化を目指すリズムコントロールまたは心拍数を下げるレートコントロールを行うことがあります。薬剤でコントロールができない場合は電気的除細動《でんきてきじょさいどう》やカテーテルアブレーションも考慮します。脳梗塞予防のためにワルファリンカリウムなどを内服する抗凝固療法が重要になります。

⑤[　心房粗動《しんぼうそどう》　]（AFL）

基線がギザギザの鋸歯状《きょしじょう》波《は》という特徴的な形をする不整脈です。心房内に大きな電気回路が存在し、そこを旋回《せんかい》しながら一定の間隔で心室へ伝わるため、規則的な頻脈となります。

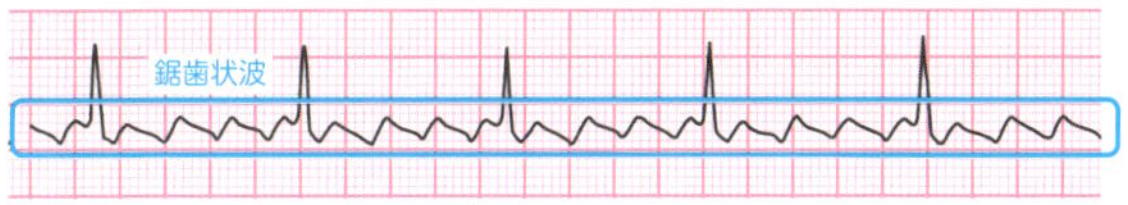

● 治療…カテーテルアブレーションで根治《こんち》が可能です。リズムコントロール、レートコントロールは心房細動に準じて行います。脳梗塞リスクがあるため、抗凝固療法が必要です。

⑥[発作性上室性頻拍《ほっさせいじょうしつせいひんぱく》]（PSVT）

房室結節回帰性頻拍《ぼうしつけっせつかいきせいひんぱく》（AVNRT）、房室回帰性頻拍（AVRT）、心房頻拍（AT）の総称です。これらの判別は困難なことがありますが、幅の狭い QRS 波による規則正しい頻拍が特徴です。ケント束《そく》という副伝導路《ふくでんどうろ》をもつ [　WPW 症候群　] はデルタ波を伴った頻拍となり、AVRT の中に分類されます。

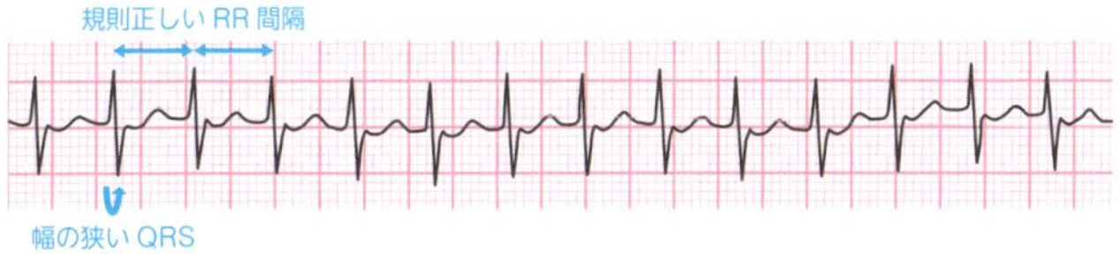

● 治療…頻拍発作が治まらない場合はアデノシン三リン酸（ATP 製剤）やカルシウム拮抗薬《きっこうやく》の投与を行います。停止しない場合は電気的除細動も考慮します。カテーテルアブレーションで根治が可能です。

⑩ 不整脈　徐脈性不整脈

習得のコツ P 波と P 波、P 波と QRS 波の関係に着目して学習しましょう。

[　　] に合う語を選んで書き込んでみよう！
徐脈頻脈症候群　洞性徐脈　洞停止　洞房ブロック

1 洞不全症候群（SSS）

洞結節《どうけっせつ》の機能が低下することで起こる不整脈《ふせいみゃく》の総称です。

①Ⅰ型：[　洞性徐脈《どうせいじょみゃく》　]

心拍数 60 回 / 分以下の規則正しい波形です。入眠時によく観察されます。

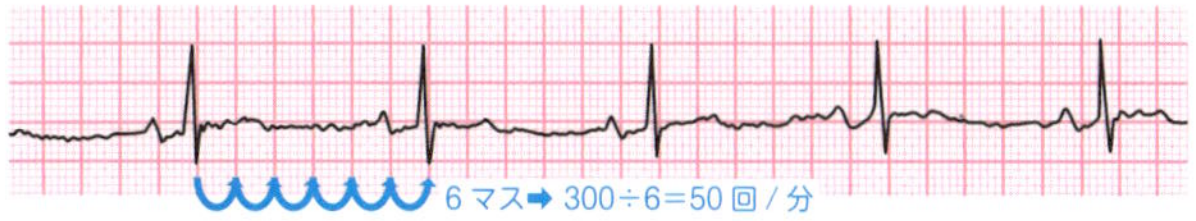

●治療…特に治療は不要です。

②Ⅱ型：洞停止《どうていし》／洞房《どうぼう》ブロック

PP 間隔が非整数倍《ひせいすうばい》に延長するものを［　洞停止　］、整数倍に延長するものを［ 洞房ブロック ］といいます。P 波、QRS 波自体はともに正常です。

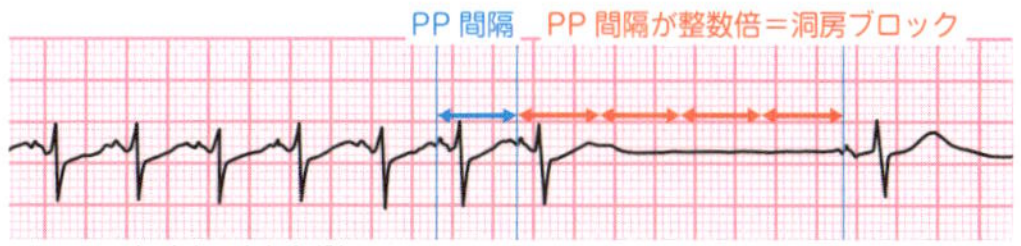

●治療…徐脈《じょみゃく》によって失神《しっしん》や心不全《しんふぜん》を来すようであれば、ペースメーカの適応です。

③Ⅲ型：[徐脈頻脈症候群《じょみゃくひんみゃくしょうこうぐん》]

頻脈性《ひんみゃくせい》不整脈から洞調律に復帰する際に徐脈を来す不整脈です。

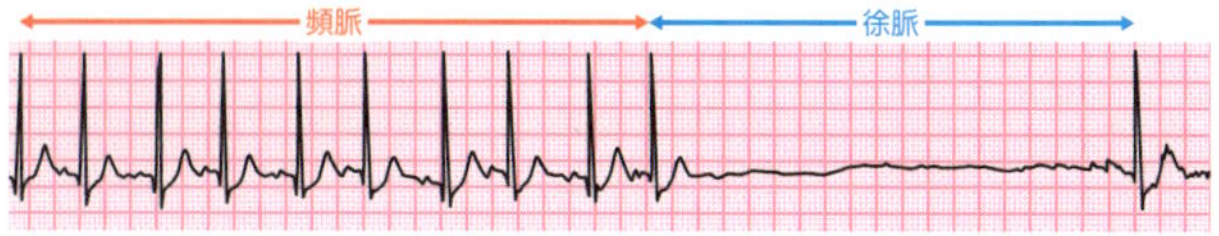

●治療…Ⅱ型と同様にペースメーカの適応です。ペースメーカ植込み術後に、頻脈性不整脈に対してカテーテルアブレーションを行うこともあります。

[　　] に合う語を選んで書き込んでみよう！
Ⅰ度房室ブロック　ウェンケバッハ型Ⅱ度房室ブロック　完全房室ブロック
モービッツ型Ⅱ度房室ブロック

2 房室ブロック

房室結節《ぼうしつけっせつ》の異常で起こる徐脈性不整脈です。

①[　Ⅰ度房室ブロック　]

PQ 間隔が 200 ミリ秒以上（5mm 以上）となります。

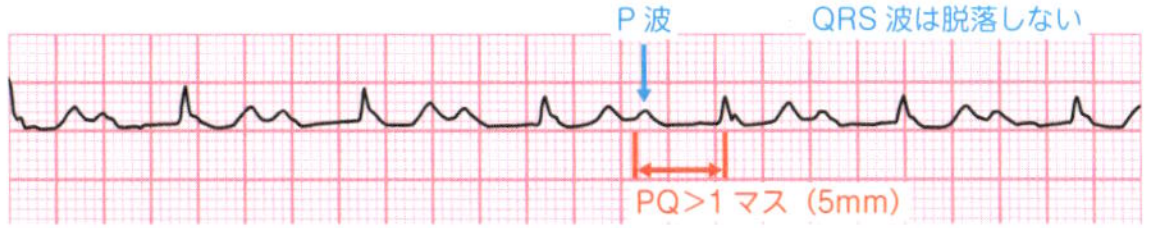

●治療…特に治療は不要です。

②[ウェンケバッハ型Ⅱ度房室ブロック]

PQ 間隔が徐々に延長し、QRS 波が脱落します。

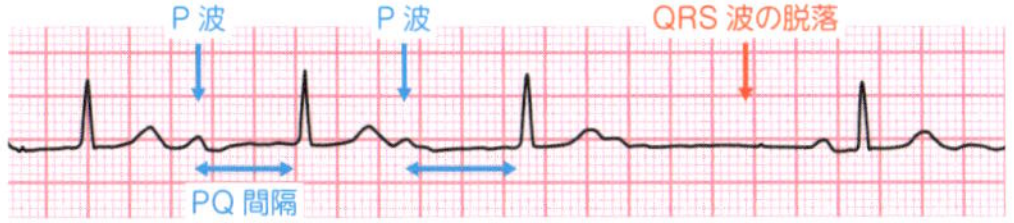

●治療…一般には治療は不要ですが、症状があれば治療対象となります

③[　モービッツ型Ⅱ度房室ブロック　]

PQ 間隔が延長せずに突然 QRS 波が脱落します。

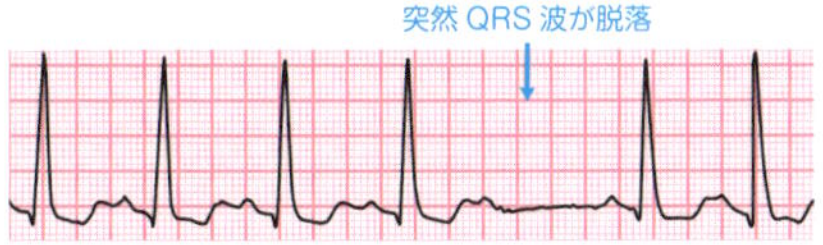

●治療…高度な徐脈を起こし、失神や心不全の原因となることが多いため、ペースメーカの適応です。緊急時は一時的ペースメーカを挿入することがあります。

④[　完全房室ブロック　]（CAVB）

P 波と QRS 波がバラバラで、全くつながっていません。

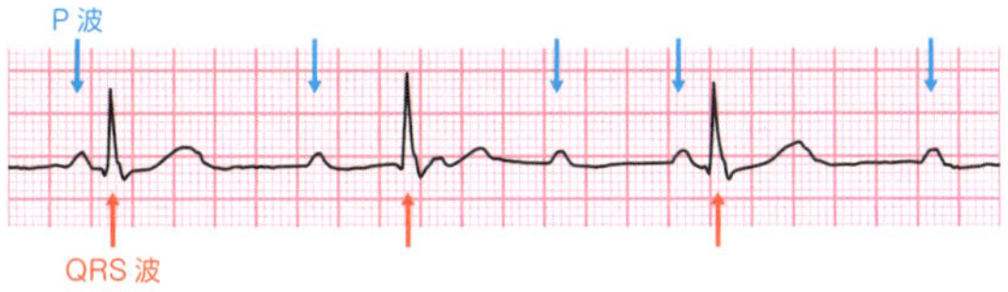

●治療…モービッツ型Ⅱ度房室ブロックと同様です。

基礎編B おもな循環器疾患の症状、治療を理解する

⑪ 不整脈 致死性不整脈

習得のコツ 急変時の対応をセットで勉強していきましょう。

[ ]に合う語を選んで書き込んでみよう！

> 持続性心室頻拍　心室細動　心室頻拍　非持続性心室頻拍　脈ありVT
> 脈なしVT　心停止

① [心室頻拍]（VT）

幅の広いQRS波による120回/分以上の頻拍です。30秒未満で停止するものを[非持続性心室頻拍]、30秒以上持続するものを[持続性心室頻拍]といいます。また、血行動態が維持され脈があるものを[脈ありVT]、血行動態が破綻して脈がないものを[脈なしVT]といいます。

頻拍
幅の広いQRS

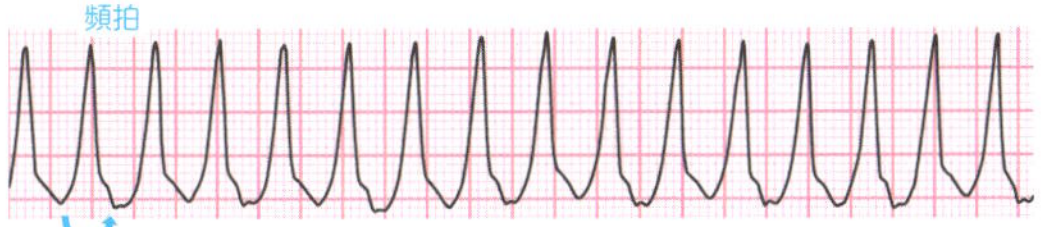

- 治療…脈なしVTはBLS（一次救命処置）、ACLS（二次救命処置）を行います。VT停止後は予防的にアミオダロンやリドカインの持続投与を行うことがあります。脈ありVTは抗不整脈薬の投与や経皮的ペーシングによる頻拍停止、カリウムの補正を行いますが、停止しない場合は脈なしVTと同様に電気的除細動を鎮静下で行います。

② [心室細動]（VF）

心筋がけいれんしているような状態で、不規則に波のある心電図が観察されます。有効な心拍出量がないため[心停止]と同様の状態になります。心筋梗塞後やフルカゴーザ症候群などで観察されることがあります。

不規則な波形

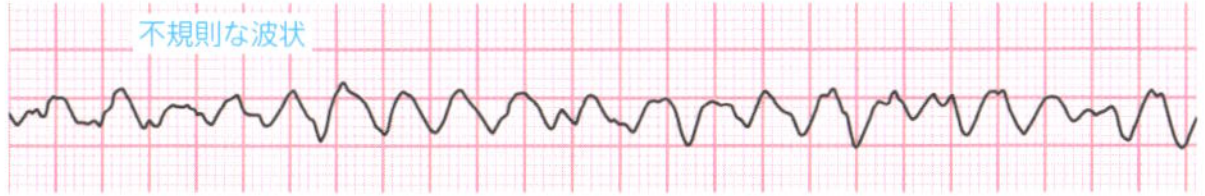

- 治療…BLS、ACLSに準じて対応し、一刻も早く電気的除細動を行います。停止後は心室細動を予防するためにアミオダロンの持続投与を行うことがあります。

覚えやすい形をしているので目に焼き付けましょう。

[ ]に合う語を選んで書き込んでみよう！

> トルサード・ド・ポアンツ　心室細動　心静止
> 心室頻拍　心室細動　心静止

③ [トルサード・ド・ポアンツ]（TdP）

QRS波の向きがねじれるように上下に変化する特徴的な心電図が観察される頻拍で、[心室頻拍]に分類されます。時には[心室細動]へ移行する可能性があります。QT時間延長時に起こりやすく、心室期外収縮がT波に重なることでTdPへ移行します（R on T）。

不規則に QRS の向きが上下にねじれるように変化する

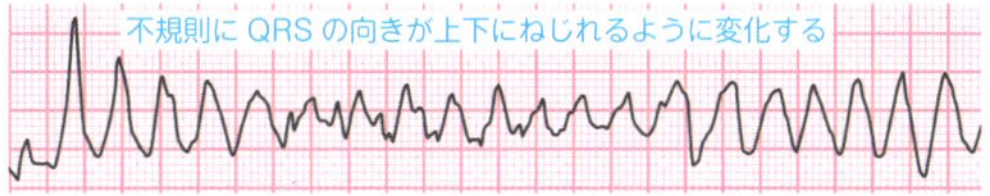

- 治療…VTに準じて対応します。QT時間が延長する原因となる薬剤（抗不整脈薬や抗菌薬、抗精神病薬など）の中止や、カリウムやマグネシウムなどの電解質補正、さらに徐脈も来しているときには一時的にペーシングを行います。

④ [心静止]

心臓の電気的な活動がない状態で、平坦な基線が見られるのみとなります。低酸素血症や高カリウム血症、心タンポナーデなどが原因となることがあります。

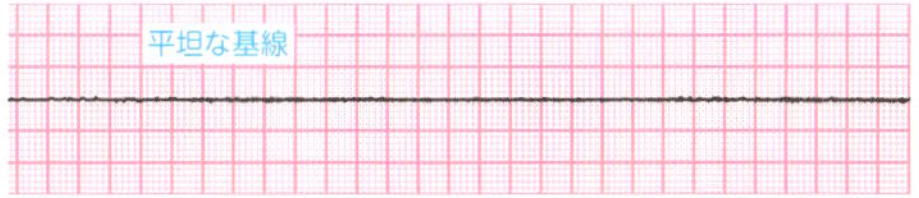

平坦な基線
- 治療…一刻も早くBLS、ACLSによる救命処置を行います。電気的除細動の適応ではありません。

心停止は心臓がポンプ機能を失って、有効な心拍出ができていない状態を指します。心停止には心室細動、心室頻拍、無脈性電気活動、心静止が含まれます。心室細動と心室頻拍は心臓が動いているかのような状態、無脈性電気活動は心臓の電気的活動は残存するも心臓が動いていない状態です。そのため、心停止はポンプ機能を失った状態を指し、心静止は心停止の一つに含まれるという用語の違いがあります。

なお、電気的除細動の適応となるのは心室細動と心室頻拍のみです。

これらの不整脈にはチーム協力して対応しましょう。

⑫ その他の疾患　心不全

習得のコツ 左心不全、右心不全、低心拍出量による症状を覚えよう。

[　] に合う語を選んで書き込んでみよう！

意識障害　うっ血　肝腫大
起坐呼吸　呼吸困難　食欲不振　体重増加
チアノーゼ　低血圧　頸静脈怒張　四肢冷感　ピンク色泡沫状痰　乏尿　薬物療法　冷汗

● 病態…何らかの原因で心臓の心機能（ポンプ機能）が低下してしまい、全身へ血液を送り出せない状態です。原因としては、心筋梗塞や心筋症、弁膜症、不整脈、高血圧などがあります。

> 心臓の収縮能は、心エコー検査の EF（左室駆出率）で確認しましょう

> 身体所見から評価できる Nohria - Stevenson 分類を学習しましょう

● 症状…十分な血液を送り出せないために起こる [低心拍出量] による症状と、血液の流れが滞る [うっ血] による症状があります。

左心不全
・[起坐呼吸]
・[呼吸困難]
・[ピンク色泡沫状痰]
うっ血による症状

右心不全
・[頸静脈怒張]
・[胸水、腹水]
・[肝腫大]
・[食欲不振]
・[浮腫]
・[体重増加]
うっ血による症状

> 肺うっ血が悪化すると心原性肺水腫となります

[意識障害]
[冷汗]
[低血圧]
[乏尿]
[チアノーゼ]
[四肢冷感]
低心拍出量による症状

● 治療
急性心不全では利尿薬（点滴・内服薬）などの [薬物療法] が中心になります。状態が安定したら、原因疾患の治療を検討します。
心原性ショックの場合は強心薬、補助循環が必要です。
慢性心不全では β 遮断薬、SGLT2阻害薬、ACE阻害薬や ARB（アンジオテンシンⅡ受容体拮抗薬）、MRA（ミネラルコルチコイド受容体拮抗薬）などの投与を行います。他の利尿薬が効果不十分なときは、バソプレシン V2 受容体拮抗薬を使用することもあります。また、ACE阻害薬、ARBからARNI（サクビトリルバルサルタン）へ切り替えを検討します。

基礎編 B おもな循環器疾患と症状、治療を理解する

⑬ その他の疾患　心筋症

習得のコツ 基本の病態は心不全です。不整脈と併せて学習しましょう。

[　] に合う語を選んで書き込んでみよう！

CRTペースメーカー　植込み型除細動器(ICD)　左室拡大　左室収縮障害
閉塞性肥大型心筋症

心機能障害を伴ううっ血性の筋肉の疾患です。主な心筋症 を学習しましょう。

1 肥大型心筋症

左室・右室心筋の肥大が特徴で、左室拡張能が低下します。左室流出路狭窄がある場合は [閉塞性肥大型心筋症] といい、左室内閉塞を起こします。

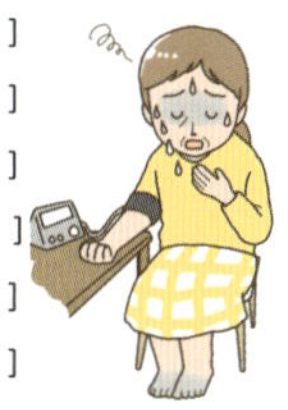

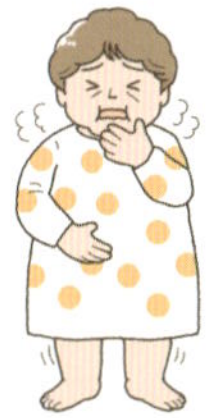

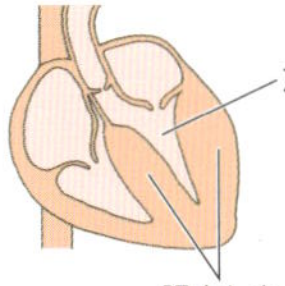

● 症状…労作時息切れ、呼吸困難、不整脈（心房細動が多い）、
左室流出路狭窄があれば、失神や立ちくらみ
● 治療
① 心不全症状があれば、心不全治療を行います。
② 心室性不整脈による突然死のリスクが高い場合に、
[植込み型除細動器(ICD)] を植込みます。
③ 重症例では経皮的中隔心筋焼灼術 (PTSMA) や外科的中隔心筋切除術を行うこともあります。
④ 症状改善を軽減するために β 遮断薬などの薬剤投与をします。

左室
肥大した心筋
肥大型心筋症

心筋肥大により左室流出路が狭くなる
閉塞性肥大型心筋症

2 拡張型心筋症

[左室拡大] と [左室収縮障害] が特徴です。
● 症状…呼吸困難、浮腫、易疲労感、食欲不振、悪心、不整脈、失神
● 治療
①② は肥大型心筋症の治療と同じです。
③ 左脚ブロックや心室同期障害がある場合に
[CRTペースメーカー] を植込みます。
④ 重症例では心臓移植・VAD（補助人工心臓）を検討します。

左室拡大
心筋が薄くなる
拡張型心筋症

> 日本の心臓移植の原因疾患として最多です

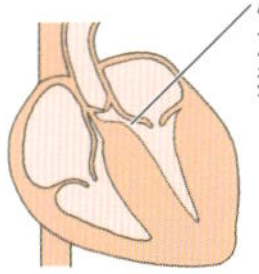

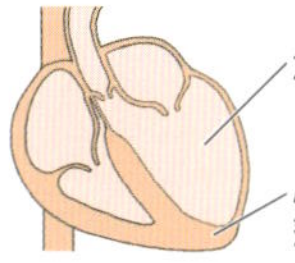

> VADには「体外式」と「植込み型」の2種類があります

突然心臓が活動を停止するものを心臓突然死といって、電気ショックが有効です。AEDや植込み型除細動器（ICD）により

14 その他の疾患　急性心筋炎

習得のコツ 急性心筋炎は感冒様症状の後に心症状が出現します。

[　　] に合う語を選んで書き込んでみよう！
ウイルス　感冒様症状　劇症型心筋炎　軽快　心嚢水　不整脈

●病 態

心筋に炎症が起こる疾患です。ほとんど多くは [ウイルス] などの感染をきっかけに発症します。心臓の壁の肥厚《ひこう》や心臓の収縮能の低下、心臓の周りに [心嚢水《しんのうすい》] がたまる所見がみられます。軽症な病態から短期間で重症化する [劇症型心筋炎] があり、重症度はさまざまです。多くの場合、自然に [軽快《けいかい》] します。

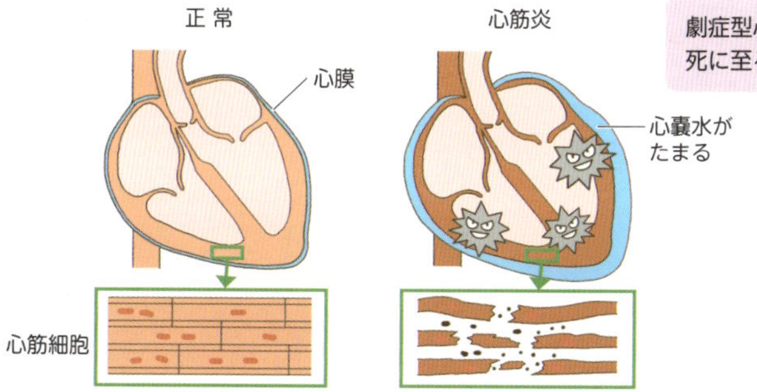

劇症型心筋炎は
死に至ることがあります

●症 状

- 初期：[感冒様症状《かんぼうようしょうじょう》] や呼吸器症状（咽頭痛《いんとうつう》、咳）、消化器症状（嘔気《おうき》、嘔吐《おうと》、下痢）
- 数日～数週間：胸痛、心不全《しんふぜん》、[不整脈] など
- 急性期の心筋の浮腫《ふしゅ》や心筋細胞の傷害により不整脈《ふせいみゃく》が出現しやすくなります。

不整脈を起こしやすいのでモニタリングが必要です

●治 療

- 血行動態を維持するための急性心不全の薬物治療と不整脈の治療を行います。
- 劇症型心筋炎《げきしょうがたしんきんえん》や心原性ショックの場合は、大動脈内バルーンパンピング（IABP）、経皮的《けいひてき》心肺補助装置《しんぱいほじょそうち》（PCPS）、IMPELLA《インペラ》などの補助循環が必要になることもあります。

薬剤服用歴や有害物質の接種歴、渡航歴、自己免疫疾患の既往有無、ワクチン接種歴などの情報が診断の手がかりになります。情報収集しましょう。

15 その他の疾患　感染性心内膜炎

習得のコツ エコー画像を見て、疣腫が心臓のどこにあるのか先輩や医師へ聞いてみましょう。

[　　] に合う語を選んで書き込んでみよう！
血液培養　経胸壁心エコー　経食道心エコー　心不全　心不全症状
全身性敗血症性疾患　疣腫

●病 態

心臓の壁や弁、大血管内膜に細菌感染が起こり、細菌のかたまりである [疣腫] を作ることでさまざまな症状が出る [全身性敗血症性疾患《ぜんしんせいはいけつしょうせいしっかん》] です。疣腫《ゆうしゅ》による破壊が進むと [心不全《しんふぜん》] を来します。感染性心内膜炎《かんせんせいしんないまくえん》を疑うときには、[血液培養《けつえきばいよう》] と [経胸壁心エコー《けいきょうへきしん》]、必要ならば [経食道心エコー《けいしょくどうしん》] を行います。合併症として、疣腫が一部剥《は》がれて飛んでしまうことで脳梗塞《のうこうそく》などの塞栓症《そくせんしょう》を起こすこともあります。

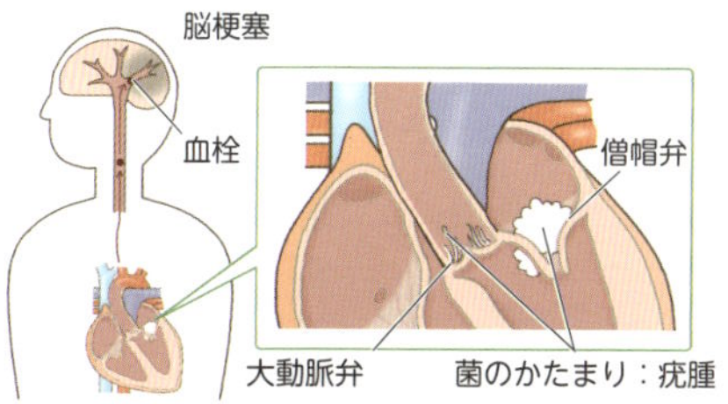

臨床では疣腫のことを vegetation や「ベジ」といいます

経食道心エコーは口から太い管を入れる苦痛を伴う検査です

●症 状

- 発熱
- 弁破壊による [心不全症状]
- 塞栓症状（脳梗塞、腎梗塞、脾梗塞）

本症を疑ったら、いち早く血液を採取するとともに、抗菌薬の投与が最も重要です

●治 療

原因菌や人工弁、自己弁の違いにより異なりますが、4～8週間にわたる長期的な抗菌薬《こうきんやく》が必要です。血液培養《けつえきばいよう》により原因菌が判明した場合は抗菌薬を変更します。コントロール困難な感染症や心不全、塞栓症リスクが高い場合は手術を行います。

歯周病の進行に伴って菌血症を発症し、感染性心内膜炎になることもあるので、口腔環境を整えることも大事です。

16 その他の疾患　肺動脈血栓塞栓症

習得のコツ 病態と治療を理解し、迅速な対応ができるようにしましょう。

［　］に合う語を選んで書き込んでみよう！
下大静脈フィルター　血栓　血栓溶解療法　抗凝固療法　長期臥床　肺動脈

●病態

下肢でできた［　血栓　］が肺の血管（［　肺動脈　］）で詰まり、突然の呼吸困難や胸痛など起こし、時には心停止に至ります。［　長期臥床《ちょうきがしょう》　］、長時間座位（旅行、災害時）により血流が停滞することや、血管内皮《けっかんないひ》障害《しょうがい》、血液凝固能亢進《けつえきぎょうこのうこうしん》が主な危険因子となります。車中泊や航空機内では、長時間の同一姿勢や機内の低湿度、脱水などが原因となり、エコノミー症候群を来すこともあります。

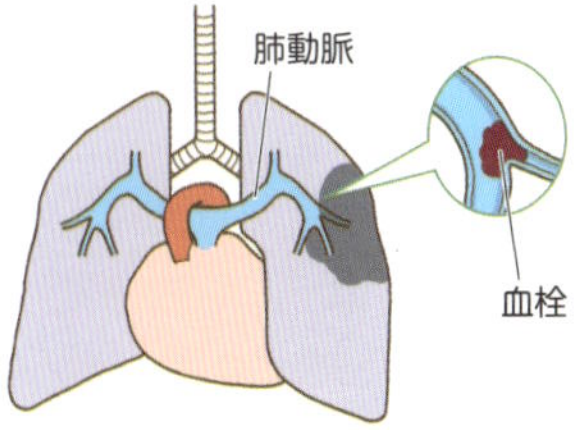

診断には造影 CT 検査が必須です

主な病態は急速に出現する肺高血圧や右心負荷、低酸素血症 です

●症状

- 片側の下肢腫脹《かししゅちょう》
- 頻呼吸《ひんこきゅう》
- 頻脈《ひんみゃく》
- 胸痛
- 失神《しっしん》
- ショック

●治療

- ［　抗凝固療法《こうぎょうこりょうほう》　］は必須で、重症度によっては［　血栓溶解療法《けっせんようかいりょうほう》　］を行います。ヘパリンの持続点滴や DOAC（直接経口抗凝固薬《ちょくせつけいこうこうぎょうこやく》）の内服を行います。

抗凝固療法を行うため、出血傾向がないか観察しましょう

- 重篤なショック、心停止《しんていし》を伴う場合は外科的肺血栓摘除術《げかてきはいけっせんてきじょじゅつ》を行うこともあります。
- 血栓が肺の血管へ飛ばないように［　下大静脈《かだいじょうみゃく》フィルター　］を留置することがあります。

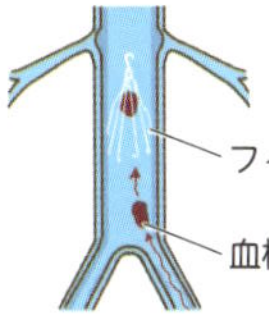

① 循環器疾患の特徴

習得のコツ 疾患・身体症状・アセスメント・治療をーつーつクリアにしていきましょう。

[ ]に合う語を選んで書き込んでみよう！

アセスメント能力　受診の目安　状態把握　情報収集　精神的ストレス
退院に向けた支援　体重　直接的観察力　入院直後

循環器疾患とは、血液を全身に循環させる心臓や血管などが正常に働かなくなる疾患です。大別すると高血圧・心疾患、脳血管疾患、動脈瘤などに分類されます。命にかかわる疾患で、[状態把握]と[退院に向けた支援]が重要です。[情報収集]から、退院後を見据えて、退院支援ができるように[情報収集]を行いましょう。

状態把握では、フィジカルイグザミネーションでの視診・聴診・触診・打診を用いる[直接的観察力]や、モニターや検査データを読み込みを求める観察力が[アセスメント能力]が求められます。

●病状把握から求められる看護
・呼吸数・血圧・脈拍（リズム）・症状の観察
・心電図波形の変化の観察
●日常生活の指導項目
・内服薬の種類・作用・副作用と飲み方（薬物療法）
・塩分制限・摂取エネルギー（食事療法）
・[体重]の増加率・血圧値・脈拍測定（検脈）
・禁煙、生活リズム・[精神的ストレス]の改善
・症状出現時の対応や[受診の目安]

血圧は［心拍出量×末梢血管抵抗値］で求めることができます

看護のポイント

- 患者の立場に立ち、三日坊主にならない生活指導・介入方法を一緒に考えましょう（身体的・精神的ケアを行い、速やかに疾患の治療・生活指導の介入を行う）。
- 退院後も入院前の生活を継続できるように、社会資源の活用も検討しましょう。

患者は社会復帰や入院後の生活について不安を感じています

情報をチームで共有し迅速に対応に応じましょう。

実践編 疾患別の循環器ケアを理解する

② 血管疾患　大動脈瘤のケア

習得のコツ 血圧の急上昇に注意して、破裂を防ぎましょう。破裂の前兆に要注意！

圧迫症状
虚血症状

上腸間膜動脈
下腸間膜動脈
横隔膜
総腸骨動脈

[ ]に合う語を選んで書き込んでみよう！

嚥下困難　下肢のしびれ　血圧上昇因子　高血圧　大動脈瘤の部位
動脈硬化　拍動する腫瘤　破裂　腹痛

1 症状の観察

- [瘤]による圧迫症状（[嚥下困難]、[嗄声]、[嚥下困難]）や虚血症状（[腹痛]、[下肢のしびれ]）が出現することもあります。
- 腹部に［ 拍動する腫瘤 ］が見られることもあります。
- 腹痛や腰痛は［ 破裂 ］の前兆です。ショック状態になる可能性があるため、バイタルサインを確認し、すぐに医師へ報告しましょう。
- 術後の合併症は［ 大動脈瘤の部位 ］で異なります。
  胸部…塞栓症による脳梗塞、脊髄虚血による対麻痺
  腹部…塞栓症による下肢のしびれや下肢虚血

2 看護の実際

[血圧上昇因子]には要注意です。特に排便時のいきみによる血圧上昇作用は大きいです。日常生活指導では、[高血圧]や[動脈硬化]の危険因子に対して指導していきましょう。食事（塩分1日6g未満）、禁煙の指導が大切です。

実際に排便時のいきみで血圧が上昇し、いきまない瘤が破裂した症例があります

看護のポイント

- 便秘のときには、[緩下剤]などを使用するように指導します。繰り返し伝えることも重要です。
- 減塩については、病院食と入院前の食事の味の濃さを比べてもらうことで、退院後の食事を想像しやすくなります。

他にも血圧上昇因子がたくさんあるので、勉強の息抜きにどんな因子があるのか考えてみましょう。

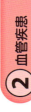

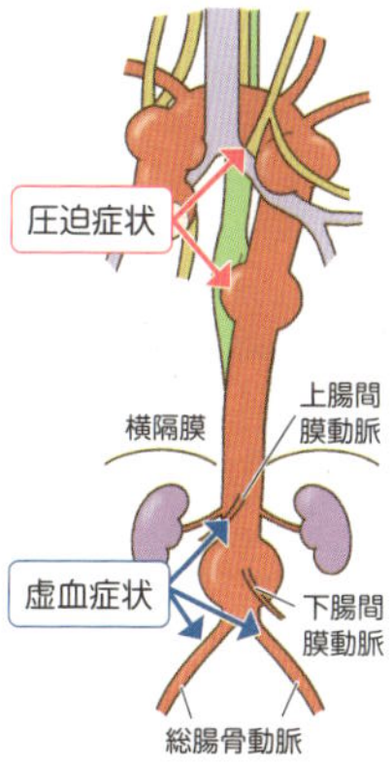

③ 血管疾患 大動脈解離のケア

習得のコツ Stanford 分類を理解して、必要な観察や治療を把握していきましょう。

[　　] に合う語を選んで書き込んでみよう！ （2 度使う語があります）
安静　血圧の左右差　血圧の指示　血圧の低下　せん妄　疼痛　頻脈

1 症状の観察

- 上行大動脈《じょうこうだいどうみゃく》に解離《かいり》がある Stanford《スタンフォード》 A 型では、心タンポナーデや急性大動脈弁閉鎖不全症《きゅうせいだいどうみゃくべんへいさふぜんしょう》によりショック状態となることがあるため、[血圧の低下] や [頻脈《ひんみゃく》] に注意します。
- 偽腔《ぎくう》が開存している場合は、解離の進行や破裂の危険が高くなります。特に四肢の [血圧の左右差] や [疼痛] の程度に注意します。

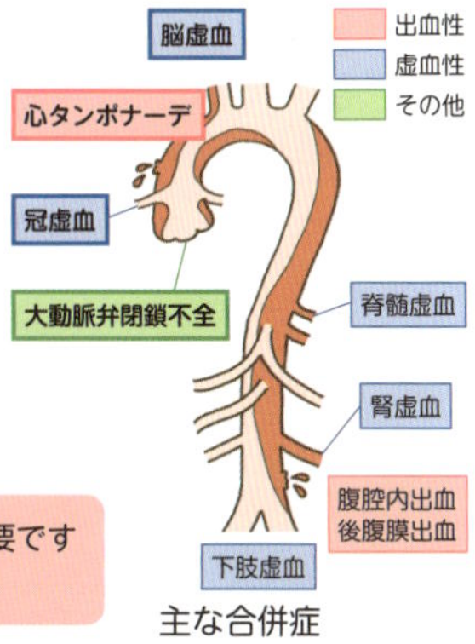

主な合併症

偽腔が血栓閉塞するまでは、注意が必要です
血圧の左右差は必ず確認しましょう

2 看護の実際

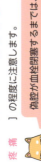

血圧上昇因子には注意が必要です。手術以外にも降圧療法《こうあつりょうほう》を行うケースがほとんどなので、医師からの [血圧の指示] を確認し、指示範囲内で経過しているか確認します。[疼痛] も血圧上昇因子の一つです。疼痛《とうつう》がある場合や出現したときの指示を確認し、観察も行いましょう。

急性期は特に [安静] も重要になります。疼痛《とうつう》が落ち着くと、治ったと勘違いして安静《あんせい》が守れない患者もいるため、安静の必要性も説明します。また、疼痛や病状への不安、急な入院による環境の変化などで [せん妄《もう》] を発症するケースもあるため、注意が必要です。

看護のポイント

- 多くのケースでは、収縮期血圧 120mmHg 以下の指示が出ています。それと同時に降圧薬が処方される場合もあるため、処方の確認もしましょう。
- 安静の目的や必要性を理解しているか、患者の言動に注意しましょう。

④ 血管疾患 下肢閉塞性動脈硬化症のケア

習得のコツ 足背動脈と後脛骨動脈の触知ができるようになりましょう。

[　　] に合う語を選んで書き込んでみよう！
間欠性跛行　生活習慣の改善　動脈硬化　動脈の触知　日常生活

1 症状の観察

[間欠性跛行《かんけつせいはこう》] や安静時疼痛《あんせいじとうつう》などの症状で、[日常生活] にどの程度支障を来しているか確認しましょう。

足の潰瘍《かいよう》（写真）や壊死《えし》を伴っている場合は、創傷《そうしょう》処置や感染予防が必要です。足を観察するときは、[動脈の触知《しょくち》] や冷感の有無、皮膚色に注意しましょう。

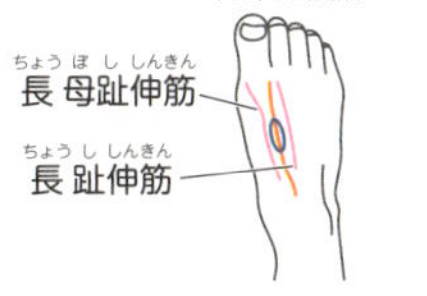

足背動脈と後脛骨動脈の血管走行と触知できる場所を右の図に書きましょう

自分の足でも触知してみよう

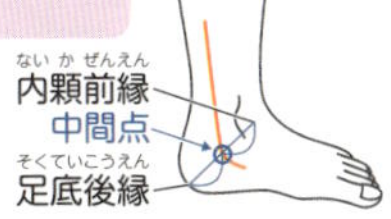

観察のポイント

- 多くの患者が糖尿病を合併しています。血流が悪く、傷が治りにくいことが多いです。創部の観察は毎日行い、変化に注意しましょう。
- 感染徴候（発赤《ほっせき》、疼痛、腫脹《しゅちょう》、熱感《ねつかん》、機能障害、滲出液《しんしゅつえき》）の観察を行いましょう。

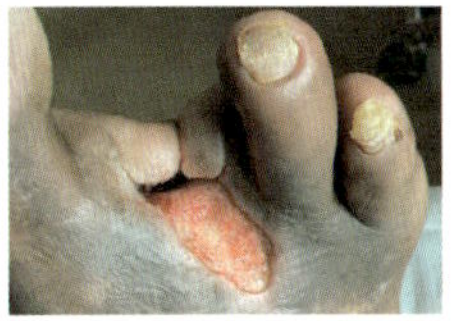

2 看護の実際

- [動脈硬化《どうみゃくこうか》] による慢性閉塞性疾患《まんせいへいそくせいしっかん》なので、動脈硬化の危険因子に注意しましょう。危険因子はどれも生活習慣に伴うものなので、[生活習慣の改善] を促す指導が必要です。
- 足の痛みや痺れなどで、転倒する危険性も高いです。新たな傷を作り潰瘍へ進展することもあるため、転倒予防を心がけましょう。
- 禁煙、運動、食事など多くの生活習慣改善が必要になることがあります。まずは患者が無理なく継続できることから行っていきましょう。

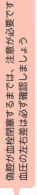

5 虚血性心疾患 狭心症発作時のケア

習得のコツ 身体的苦痛の緩和だけでなく、不安や死の恐怖など精神的苦痛の緩和が重要です。

[　　] に合う語を選んで書き込んでみよう！
12誘導心電図　臥位　声かけ　座位　退院後の生活像　投与後　何分後
バイタルサイン　末梢ライン

狭心症《きょうしんしょう》の典型的な症状に胸痛《きょうつう》があります。そのほか、息切れと動悸《どうき》があります。

胸痛時には［バイタルサイン］と痛みの強さの確認、［12誘導心電図］をとりましょう。

痛みは胸全体に締め付けられるような、圧迫されるような痛みがあり、徐々に強くなっていくのが特徴です

発作時の初期対応

- 酸素が低下している場合、心筋に酸素を供給するため酸素投与を開始します。
- ニトログリセリン投与の際には、血圧が下がり、めまいや気分不快を訴える場合があるので、［臥位《がい》］または［座位《ざい》］で投与します。
- ニトログリセリン舌下《ぜっか》投与指示がある場合、［投与後］にバイタルサイン・12誘導心電図を再度とります。心電図の再検査では、［何分後］にとるのかを医師に指示を仰ぎます。

特に、12誘導心電図のST変化に注意しましょう

- 安静時（無症状時）の心電図があれば、比較します。
- 心電図上、ST変化や症状の改善がみられない場合、緊急カテーテルや点滴投与が開始される場合があります。［末梢《まっしょう》ライン］を確保しておきます。
- 血液検査がある場合、心筋マーカーや炎症マーカーに注目しましょう。

狭心症の発作の裏には危険な心筋梗塞が潜んでいることがあります

看護のポイント
- 胸痛出現時は患者から離れず、適宜［声かけ］をしましょう。
- 急性期を脱すると、死への恐怖感よりも退院後の生活についての不安感が出てきます。入院前の生活の状況を把握し、［退院後の生活像］について、入院時から患者と一緒に考え、患者の自己決定を尊重しつつ、社会資源利用を含めて検討していきましょう。
- 精神的ストレスは動脈硬化進行の因子となるため、退院指導での介入は不可欠です。

 今までに感じたことのない激しい胸痛に、「このまま死んでしまうのでは…」「これからどうなってしまうのだろう…」などの不安感が現れます。患者さんの訴えを傾聴し、不安を表出できるように関わりましょう。

6 虚血性心疾患 狭心症治療のケアと再発予防

習得のコツ 異常の早期発見のため、治療に伴う侵襲を理解しましょう。

[　　] に合う語を選んで書き込んでみよう！ (p.45～46)
意識レベル　飲水　塩分を控える　休薬　血液濃度　健康状態　止血状態
至適薬物療法　症状出現時　情報収集　生活習慣　生活習慣の改善　喫煙
入院と同時　腹八分目　薬物療法

1 看護の実際

- 安定狭心症《あんていきょうしんしょう》…近年、［至適薬物療法《してきやくぶつりょうほう》］（OMT）が重要とされています。OMTとは、運動療法、食事療法、禁煙、血圧管理といった［生活習慣の改善］に加えて、［薬物療法］を行う治療法です。
- 冠攣縮《かんれんしゅく》性狭心症…喫煙や飲酒、生活習慣病を背景とすることがほとんどですが、特定のストレスで攣縮が誘発される場合もあります。そのため、禁煙、禁酒、高血圧・耐糖能《たいとうのう》異常・脂質異常の是正、可能であればストレスの回避などを指導します。また、左心カテーテル検査にてエルゴメトリン負荷《ふか》試験《しけん》もしくはアセチルコリン負荷試験を行い、冠攣縮が起こるかどうかで診断します。血管拡張薬《けっかんかくちょうやく》の継続により症状が隠されてしまうため、検査の1日前くらいから［休薬］が必要です。

看護のポイント
- 造影剤《ぞうえいざい》の使用に伴い腎機能が悪化する危険性があります。
  - ➡帰室後から［飲水《いんすい》］を促します。患者の状態によっては、前日から点滴（ハイドレーション）を行う場合があります。
- カテーテル検査・治療では動脈内にカテーテルを通すことから、塞栓症《そくせんしょう》の危険性があります。
  - ➡［意識レベル］や呼吸状態、末梢動脈《まっしょうどうみゃく》が触知できるかを観察しましょう。
- カテーテル検査・治療では動脈穿刺《せんし》のため、穿刺部から出血する危険性があります。
  - ➡［止血状態］を観察し、出血した場合は患者から離れず、止血用押《しけつようおう》圧器具《あっきぐ》を使用して圧迫止血を開始します。

7 虚血性心疾患　心筋梗塞急性期のケア

習得のコツ
急性心筋梗塞の3大合併症とされる心不全、不整脈、梗塞後の狭心症に要注意です。

[ ]に合う語を選んで書き込んでみよう！

Ⅲ音　意識レベル　医師に報告　応援要請　胸骨圧迫　湿性ラ音　除細動
心室細動(VF)　心室頻拍(VT)　トルサード・ボアンツ　バイタルサイン

1 症状の早期発見

- [バイタルサイン]を頻繁にチェックしましょう。急激に血圧が低下したり、徐脈となる可能性があります。末梢チアノーゼや末梢冷感がある場合には、心拍出量が少なくなっています。

心拍出量が少なくなるとショックに移行する可能性があります

- 聴診所見で[湿性ラ音]と心音の[Ⅲ音]は心不全を合併している可能性があります。最も注意すべきなのは、致死的な不整脈です。

不整脈が出現していないかを常に意識しましょう

- 注意する必要のある心電図波形には[心室頻拍(VT)][トルサード・ボアンツ][心室細動(VF)]があります。

VT・VF対応のポイント

- VF・VTの波形が出現したら、直ちに[医師に報告]します。
- 他のスタッフに声を掛けて、[応援要請]します。
- 患者から離れず、[意識レベル]を確認しましょう。
- 呼吸がなく、脈が触れない場合は、直ちに[胸骨圧迫]を開始しましょう。
- AEDが到着したら優先的に[除細動]を行いましょう。
- BLS（一次救命処置）を素早く行いましょう。

不整脈の波形を知りましょう

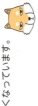

2 再発予防

①入院期間中に疾患の把握から退院後の注意点まで指導を行うために、[入院]と[同時]に患者の[情報収集]を行うことが退院指導への大事な一歩です。

②[生活習慣]の見直し（喫煙、飲酒、食事）、糖尿病・脂質異常症の是正、血圧・体重管理、ストレス軽減、継続的な内服、[症状出現時]の初期対応について患者指導を行います。

情報収集項目
- 既往症（糖尿病、高血圧、脂質異常症、心不全）
- 食生活（塩分・食事内容・量）
- 性格
- 生活パターン（睡眠、好み、職業）
- 家族歴

●退院指導の内容

①生活習慣を見直しましょう

- 動脈硬化を防ぐためには生活習慣を見直しましょう。
- 喫煙：喫煙はやめ、飲酒はほどほどにしましょう。特に[喫煙]は、血管を収縮させたり、活性酸素を発生させるなど、動脈硬化の原因となります。
- 運動：有酸素運動によって体重減少や血糖値・脂質異常の改善が期待でき、リスク低減につながります。週に3回以上、中程度（会話ができる程度）の運動が目安です
- 睡眠：ストレスは自律神経の働きを阻害し、血圧を上げ、血管にダメージを与えます。十分な睡眠をとり、体を休めましょう。

②食生活を見直しましょう

- 塩分：高血圧予防のために[塩分を控える]ことが不可欠です。(1日6g未満が目安)
- 脂質：脂肪は必要な栄養素ではありますが、とりすぎは肥満の元です。脂身の多い肉や揚げ物は避けるようにしましょう。
- インスタント食品やファストフード：高カロリーで塩分、脂肪分を多く含むものが多いです。なるべく控えるようにしましょう。
- 1日3食を規則正しく：できるだけ同じ時間に、ゆっくりと時間をかけ、[腹八分目]を心がけましょう。
- 栄養バランス：カロリー量を計算しつつ、必要な栄養を摂取できるように栄養バランスを考えながらメニューを考えましょう。
- 血液に良い食べ物：低脂肪乳、貝類、豆腐、豆乳、ゴマ、シイタケ、緑黄色野菜などは、血中脂肪の改善に効果がある食品です。また、朝はコップ1杯の水を飲みましょう。

③定期的に[健康状態]をチェックしましょう。

- 起きたら、まずコップ1杯の水を飲みましょう。定期的に心電図検査を受けましょう。

自覚症状がない場合もあるため、健康診断はとても大事です

[　　] に合う語を選んで書き込んでみよう！　12誘導心電図　ST上昇型　感染症　くしゃみ　血流再開　口腔内のただれ　出血　腎機能　心タンポナーデ　ステント血栓症　造影剤アレルギー　電解質　皮疹　役割分担

2 発症時の看護

心筋梗塞《しんきんこうそく》を発症した場合は、緊急カテーテル検査と治療が行われます。

- カテーテル検査の際には、事前に［造影剤アレルギー］の有無を確認します。過去の造影剤《ぞうえいざい》使用時に、咳き込みや［くしゃみ］、［皮疹《ひしん》］、血圧低下、悪心《おしん》、［口腔内《こうくうない》のただれ］などが起こったことがあるかどうかも確認しましょう。
- 緊急カテーテル検査や待機カテーテル検査を問わず、［感染症《かんせんしょう》］の有無や［腎《じん》機能《きのう》］の確認は必ず行います。
- ［ST上昇型《エスティーじょうしょうがた》］心筋梗塞の場合、病院到着時からカテーテル治療でバルーン拡張を行うまでの時間が短ければ短いほど予後が良いとされています。緊急時のスタッフ間での［役割分担］も、あらかじめ確認しておきましょう。
- カテーテル治療時には、ガイドワイヤーによる血管穿孔《けっかんせんこう》やバルーン拡張による血管破裂《はれつ》などにより、［出血］することがあります。［心タンポナーデ］の観察も必要です。
- カテーテル治療後、［血流再開］時に不整脈を来し、VT・VF などの致死性不整脈に移行することがあるため、マグネシウムなどの［電解質］を補充することもあります。
- ステント治療後、急速に治療部位が閉塞することがあり、［ステント血栓症］といいます。強い胸痛と ST 変化が起こります。すぐに医師に報告し、［12誘導心電図］をとりましょう。

[　　] に合う語を選んで書き込んでみよう！　(p48〜49)　CKの値　SpO_2値　重い荷物　胸痛　空気を抜く時間と量　屈曲　血圧の低下　血栓塞栓症　三方活栓の向き　再出血　心拍数　せん妄　電極　不整脈　発赤　末梢冷感　量と色

3 治療後の観察

①呼吸状態の把握…呼吸苦の有無、呼吸回数、呼吸のしかた、［SpO_2値］の変化がないかを確認しましょう。

②循環状態の観察

- 心電図の［電極］は正しく装着されているかを確認しましょう。
- ［胸痛］の自覚症状の有無（部位、持続時間など）を確認しましょう。
- ［不整脈《ふせいみゃく》］が出現していないか（ST の上昇、低下）を確認しましょう。
- ［心拍数］の変化も注意して観察しましょう。

心不全は発症後 2、3 日〜数日後に出現する場合もあります。
尿量、水分バランス、体重の変化に注意して観察しましょう。

- ［血圧の低下］がないかを確認しましょう。

カテーテル治療後に血圧が低下した場合は、出血、アナフィラキシー、迷走神経反射、心タンポナーデといった合併症が考えられます

③ルート類の管理

- 点滴の刺入部：［発赤《ほっせき》］、腫脹《しゅちょう》、疼痛《とうつう》はないかを確認しましょう。
- 点滴ルート：［屈曲《くっきょく》］や閉塞はないか、［三方活栓《さんぽうかっせん》の向き］や滴下は正しいかを確認しましょう。
- IN/OUT バランス：尿の［量と色］を観察しましょう。

④四肢の観察

- ［末梢冷感《まっしょうれいかん》］やチアノーゼがないかを確認しましょう。
- 動脈触知：橈骨動脈《とうこつどうみゃく》や足背《そくはい》動脈が触れるかどうかを確認しましょう。

⑤アプローチ部位…止血用押圧器具《しけつようおうあつきぐ》を使用して、動脈の止血を行うことが多いです。［空気を抜く時間と量］を医師に確認しましょう。

4 治療後の看護

- 止血用押圧器具の空気を徐々に抜いていく際、圧迫の量が減ることにより、［再出血］のリスクが高くなります。注意しながら抜きましょう。また、空気を抜いた後は止血できていても、その後、患者が動くことで再出血するリスクが高くなります。必ず、頻繁に訪室し再出血していないかを確認しましょう。
- 圧迫止血後、穿刺《せんしそく》側の手で［重い荷物］を持ったりすることで再出血することもあります。事前に患者に説明しておきましょう。
- アプローチ部位の動脈の拍動が触れるかどうかを確認し、再出血や血腫《けっしゅ》の有無も確認しましょう。足背動脈の触知を行い、［血栓塞栓症《けっせんそくせんしょう》］の早期発見に努めましょう。

触知不良の場合は、血栓塞栓症が生じている可能性があります

- 精神的ケア：身体的拘束《こうそく》、苦痛、モニターやルート類など突然の周囲の環境変化により、［せん妄《もう》］を起こすことがあるので、注意しながら観察しましょう。
- 採血データを確認：［CKの値］の推移に注意しましょう。また、腎機能《じんきのう》、電解質《でんかいしつ》や炎症反応の数値も確認しましょう。

電解質の異常に注意しましょう
特にカリウムの値に異常があると
不整脈の出現につながります

医師は CK の値を
見ながら食事やリ
ハビリの開始時期
を判断しています

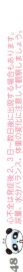

観察項目がたくさんあって、大変ですね。不安なことがあれば、先輩や医師に聞きましょう。

⑧ 虚血性心疾患　心筋梗塞回復期のケア

習得のコツ 病態を理解し、異常の早期発見・合併症予防・安楽な工夫ができるようにします。

［　　］に合う語を選んで書き込んでみよう！
ADL（日常生活動作）　アドヒアランス　冠動脈の循環　行動変容モデル　自覚症状　情報を共有　心電図　退院後の生活像　チーム医療　中断　内服薬の確認　バイタルサイン

1 心臓リハビリテーション（心リハ）

心リハを行うことで、心臓の側副血行路《そくふくけっこうろ》を形成して［ 冠動脈《かんどうみゃく》の循環 ］を改善し、心臓の予備力を高めます。心リハ開始前には必ず入院前の［ADL（日常生活動作）］を把握し、かつ［退院後の生活像］をイメージしながら進めていきましょう。

急性期心臓リハビリテーション負荷試験《ふかしけん》の実施中に発作や不整脈《ふせいみゃく》を引き起こす可能性があります。そのため、負荷前後の［バイタルサイン］［ 自覚症状 ］［ 心電図 ］を観察しながら、心臓の負荷量を増やしていきます。症状や異常が出現したら［ 中断 ］し、翌日状態を見ながら再開します。必ず医師とほかの看護師にも報告し、チーム内で［ 情報を共有 ］します。

特に高齢者は ADL 拡大による転倒に要注意です

心リハのステージ進行基準を解答編で確認しよう

2 二次予防（再発予防）

二次予防では、運動、食事、喫煙に関する生活習慣の改善を基本として、抗血栓療法《こうけっせんりょうほう》やスタチンなどを用いた最適な薬物療法を行います。

- 食事療法や運動療法は生活習慣を改善するうえでの基本です。多職種連携《たしょくしゅれんけい》・［ チーム医療 ］の出番です。

ドクター、ナース、PT、ST、OT、栄養士などと情報共有しながら、患者と家族を含めて指導します

- ［行動変容《こうどうへんよう》モデル］を参考にしながら患者と家族を指導していきましょう。
- 医師から処方された内服薬をしっかり飲むことも再発予防につながります。［アドヒアランス］向上のため、患者が自分自身の病態について理解することが何より重要です。
- 外来や入院時に［ 内服薬の確認 ］を行いましょう。

特に高齢者はポリファーマシー（多剤併用による有害事象）が問題となっています。

実践編⑧ プラスα

心臓リハビリテーションのステージ進行基準

- 胸痛、呼吸困難、動悸などの自覚症状が出現しないこと
- 心拍数が 120 回 / 分以上、または安静時より 40 回 / 分以上増加しないこと
- 危険な不整脈が出現しないこと
- 心電図上 1mm 以上の虚血性 ST 低下、または著明な ST 上昇がないこと
- 室内便器使用までは、20mmHg 以上の収縮期血圧上昇・低下がないこと

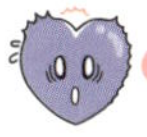

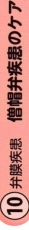

⑩ 弁膜疾患 僧帽弁疾患のケア

習得のコツ 患者さんの状態に合わせてケアを行っていきましょう。

[ ]に合う語を選んで書き込んでみよう！

起坐呼吸　拮抗作用　ワルファリン　抗凝固　心負荷　水分制限　咳　体位の工夫
納豆　パルサルバ　ワルファリンカリウム　労作時の息切れ

1 看護のポイント

僧帽弁狭窄症および閉鎖不全症 のいずれの場合も、左心不全と右心不全の症状が生じます。最初に現れる症状が、[労作時の息切れ]であることが多いです。症状が進むと、安静時の呼吸苦が出現し、横になると[咳]が出るようになります。その場合、起坐位の姿勢になると症状が楽になります（[起坐呼吸]）。
心不全症状が出現している急性期には、安静により心負荷を最小限にして、[体位の工夫]などを行い患者の苦痛を最小限にしましょう。
心房細動がある場合、[抗凝固]療法が開始されます。初期はヘパリンなどの注射を行い、次第に[ワルファリンカリウム]を内服していきます。抗凝固薬が不足していると血栓のリスクが高くなり、逆に効きすぎると出血のリスクが高まり止血しにくくなります。そのため誤った薬を内服しないように確実に内服管理が行えるような指導が大切です。

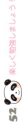

胸腔内圧が上昇し、静脈還流が減少することにより心拍出量の低下を来すため、下剤などで調整しましょう。

2 ケアのポイント

●清潔援助…心負荷がかからないように、物品の準備を行い、短時間で清拭やシャワーが行えるようにします。前かがみになる動作は[バルサルバ]効果により負荷がかかるのでその姿勢を避けるように援助しましょう。
●排泄援助…努責は[心負荷]を増加させるため、下剤などで調整しましょう。
●内服管理…確実に内服できるように患者に合わせて与薬方法を考えます。ワルファリンカリウムへの[拮抗作用]をもつ食物の摂取に注意しましょう（[納豆]、[クロレラ]など）。
●水分管理…指示された[水分制限]が守られるように計画的に配分しましょう。また、患者自身が管理を行えるように支援しましょう。

楽しく勉強しましょう！

実践編 疾患別の循環器ケアを理解する

⑨ 弁膜疾患 大動脈弁疾患のケア

習得のコツ 患者さんの症状に合わせながら看護ケアを進めることが一番大切です。

[ ]に合う語を選んで書き込んでみよう！

最小限　心不全症状　水分制限　転倒　胸痛
失神発作　氷片　努責　温度調節　安静　前かがみ

1 看護のポイント

● [息切れ]などの[心不全症状]が見られる場合は、全身状態の把握とともに保温が重要となります。患者の自覚症状に合わせて、援助していきましょう。
● [失神発作]は急激な血圧低下によって脳が酸素不足に陥り、起こります。急変時は意識状態やバイタルサインを確認し、急変時の対応を行います。[転倒]などしないように環境を整えることも大切です。
心不全症状が出現している急性期にも少しの動きでも負担がかかるため[安静]により心負荷を[最小限]にする必要があります。自覚症状に合わせてケアをし、異常があればすぐに医師に報告しましょう。
大動脈弁狭窄症の場合、冠動脈の狭窄はないのですが、[胸痛]を自覚することがあります。他の症状と合わせて観察しましょう。

2 ケアのポイント

大動脈弁疾患では高齢患者が多く、身体機能と活動性が低下していることから、自覚症状が乏しい場合も多く注意が必要です。患者と家族に心不全症状について説明しておきましょう。
●清潔援助…心負荷がかからないように、物品の準備を行い、短時間で清拭やシャワーが行えるようにします。急性期は特に心負荷がかからないような動作は[前かがみ]になる動作はバルサルバ効果により負荷がかかるのでその姿勢を避けるように援助しましょう。
●排泄援助…[努責]による血圧上昇や心拍数の増加は心負荷を増加させてしまうため、下剤などで調整しましょう。
●内服管理…確実に内服できるように患者に合わせて与薬方法を考えて工夫しましょう。また、その必要性も説明しましょう。
●水分管理…指示された[水分制限]が守られるように計画的に配分しましょう。口渇が強い場合は[氷片]の摂取を促すように工夫しましょう。

勉強は大変ですが、未来にはすてきな看護師として成長した自分が待っています。

⑫ 弁膜疾患　弁膜症の合併症と再発予防のケア

習得のコツ 患者さんの状況を自分に置き換えて考えてみると想像しやすくなります。

[　]に合う語を選んで書き込んでみよう！

感染性心内膜炎　抗菌薬　口腔内ケア　体重変化　むくみ　感染予防

1 合併症の予防

術後は何らかの原因で血管から病原体が入り、心臓の中にある弁、腱索、心臓の壁に細菌がくっつき感染を起こすのが [感染性心内膜炎] が起こることがあります。菌のかたまりができ、徐々に症状が現れます。感染のきっかけとして、口腔内の清潔が保てていないことや歯科治療があります。[口腔内ケア] と、抜歯などの治療前は必ず [抗菌薬] を服用することが大切です。

看護のポイント
- 口腔内のケアが適切に行えているか、清潔が維持できているように行ってもらうよう指導します。
- 口腔ケアは非常に大切なので、術前からしっかり指導するようにしましょう。

2 再発予防

生活習慣に合わせて運動は適度に行ってもらうようにしましょう。しかし、過度な運動は避けるように指導しましょう。

自宅で [体重変化] や [むくみ] がないかチェックするように、患者や家族に指導していきましょう。

患者に合わせて、また家族を支えながら一緒に行っていくことが、継続につながります。

看護のポイント
- [感染予防] 行動は毎日の習慣で行ってできるように指導しましょう。
- 患者自身が自己管理を行えるように個別性のある支援をしましょう。

実践編 疾患別の循環器ケアを理解する

⑪ 弁膜疾患　三尖弁疾患のケア

習得のコツ 患者さんの状態に合わせてケアを行っていきましょう。

[　]に合う語を選んで書き込んでみよう！（2度使う語があります）

虚脱感　血栓塞栓　心不全　全身倦怠感　全身浮腫　バルサルバ　ファーラー位
腹水の貯留　前かがみ　右上腹部の不快感

1 看護のポイント

三尖弁閉鎖不全症では、重症になると、[右上腹部の不快感] や [全身倦怠感]、[虚脱感] などの右心不全症状が現れます。さらに症状が進むと、[全身浮腫] や [腹水の貯留] がみられ、腸管吸収の障害による栄養失調につながる可能性があります。腹部症状などもしっかり観察し、食事摂取量も聴取しましょう。

三尖弁狭窄症の原因の多くはリウマチ熱であり、僧帽弁狭窄症も併発していることが多く、右心不全症状と合わせて、呼吸器症状にも注意しましょう。

[心不全] 症状、[血栓塞栓] 症状があるため、症状を観察し、これらを予防・軽減していく看護が必要です。

回復に伴い安静度は拡大するため、運動負荷により [心不全] 症状が悪化しないか注意します。

2 ケアのポイント（急性期〜慢性期）

清潔援助…急性期は、患者の状態に合わせて室内の温度調節を行います。心負荷がかからないように、物品の準備を行い、短時間で清拭やシャワーが行えるようにします。

[前かがみ] になる動作を避けるように援助しましょう。

慢性期は、回復に合わせて患者自身で実施してもらうようにしましょう。その際、[バルサルバ] 効果がかからない方法を指導します。

体位の工夫

肺うっ血に伴う呼吸困難感がある場合には、[ファーラー位] や セミファーラー位にし、枕を用意して寄りかかれるように工夫しましょう。

ファーラー位は上半身を45度起こした姿勢です

排泄援助、内服管理、水分管理については僧帽弁疾患のケアと同様に行いましょう。

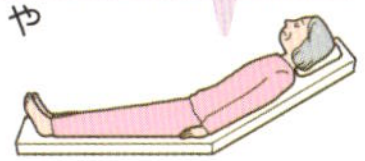

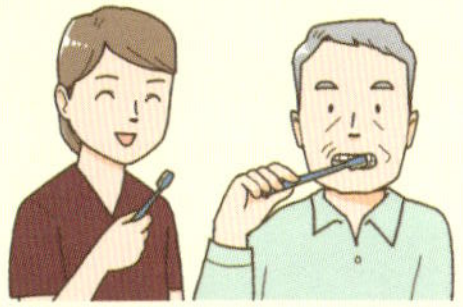

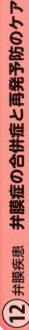

⑬ 不整脈　頻脈性・徐脈性・致死性不整脈のケア

習得のコツ 対応を具体的に意識しながら勉強していきましょう。

[ ]に合う語を選んで書き込んでみよう！

意識と脈　症状　種類と投与量　手足の麻痺　バイタルサイン
ヘッドサイドを離れず　転倒

不整脈を発見した際には[バイタルサイン]と[症状]を確認して医師に報告することが重要です。モニターが正しく付いていないさや、歯磨きなどをしているときは心電図にノイズが入りやすいです。モニターが正しく付いているか、患者が何をしているのか確認しましょう。

1 頻脈性不整脈のケア

- 心房細動の場合は血栓による脳梗塞のリスクがあるので、[手足の麻痺]や呂律困難、意識レベルの低下に注意しましょう。
- 電気的除細動を行う場合は鎮静薬を投与して、入眠した状態で行います。鎮静薬の[種類と投与量]を医師へ確認しましょう。緊急時の対応が誘発されることがあるので、投与前に準備しておきましょう。
- 抗不整脈薬の投与で別の不整脈が誘発されることがあるので、投与中・投与後もモニターの観察が重要です。

2 徐脈性不整脈のケア

- モービッツⅡ型房室ブロックや完全房室ブロックでは失神を起こすことがあるので、[転倒]による外傷に気をつけましょう。
- β遮断薬や造影剤や抗不整脈薬が原因の場合があるので、中止の有無を医師へ確認しましょう。

3 致死性不整脈のケア

- すぐに患者の[意識と脈]の有無を確認し、医師へ報告しましょう。
- 人をなるべく多く集めてBLS（一次救命処置）、ACLS（二次救命処置）を行いましょう。
- 日頃から緊急対応を意識して、救急カート内の薬剤や除細動器の使用方法を確認しておくことが必要です。
- 致死性不整脈が停止した後も、再び不整脈が出現する可能性があるので[ヘッドサイド を離れず]に患者の状態に気を配りましょう。
- 原因を検索するための採血や画像検査を行うか医師へ確認しましょう。

実際に動けるように練習しておきましょう。

---

⑭ 不整脈　ペースメーカ・ICDのケア

習得のコツ 術後〜退院後の生活を見据えた看護が必要です。

[ ]に合う語を選んで書き込んでみよう！ (p.56〜57)

12誘導心電図　植込み　肩より上　気胸　評作動　自己検脈　自動応答
心タンポナーデ　センシング　転倒　創部感染　ペーシング　ペーシング不全
リード線の逸脱
（2度使う語があります）

1 術前のケア

- 植込み部位を確認し、皮膚を清潔に保ちます。[植込み]側と同側胸に20Gまたはそれより太い留置針が入っていることを確認します。鎖骨下静脈の血管走行確認のために造影剤を一気に注入します
- 術前の1時間以内に抗菌薬の投与を行います
- 心電図モニターを必ず装着しモニタリングします。失神や致死性不整脈の既往がある患者は特に[転倒]のリスクも高いです。

移動の際は必ず付き添うようにしましょう。

2 術後のケア

帰室直後は[12誘導心電図]をとり、ペースメーカのモードや設定値を確認します。

●ペースメーカのモード

1番目の文字	2番目の文字	3番目の文字	4番目の文字
[ペーシング]する部位	[センシング]する部位	[センシング]したらどう応答するか	心拍数の調整機能
A：心房 V：心室 D：心房と心室	A：心房 V：心室 D：心房と心室	I：抑制 （ペーシングをしない） T：トリガー （自己の刺激に合わせてペーシングをする） D：Iとtの両方の機能	[自動応答] R：あり

● 合併症…持続的にモニタリングを行い、以下の合併症に注意しながら観察をします。

① [ペーシング不全]：ペースメーカの設定値通りにペーシングが機能しているかモニターで確認をします。

心室ペーシング
後に続く波形が出ていない！

デバイスを挿入した患者さんの気持ちを考えながらケアをしましょう。

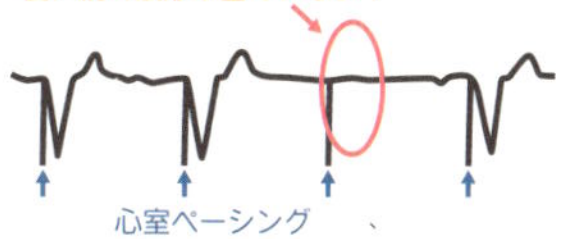

②[リード線の逸脱《いつだつ》]：留置したリードがずれてしまうことがあります。術後、腕を大きく動かしたり、大きく深呼吸したりすることが原因で起こります。

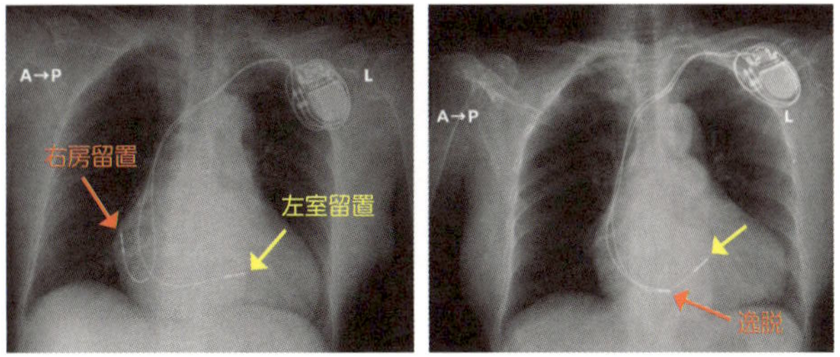

植込み直後（正常）　　リードの逸脱

気づいたらすぐにドクターコールをしましょう

③［ 創部感染《そうぶかんせん》 ］：創部《そうぶ》からの出血、発赤《ほっせき》、熱感《ねつかん》、腫脹《しゅちょう》などがないか毎日確認します。感染を防ぐために、毎日泡で優しく洗うようにします。

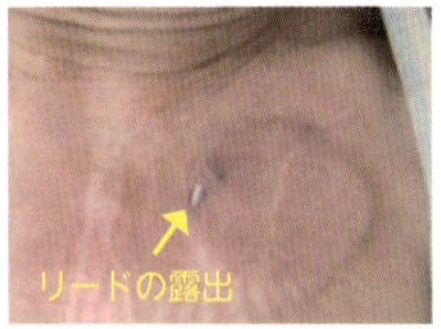

植込み周囲全体に発赤がみられ、感染した場合、抗菌薬の投与が必要です　ペースメーカ本体やリードを取り除かなければいけない場合もあります

④[気胸《ききょう》]、[心《しん》タンポナーデ]：リード挿入時に肺を傷つけてしまったり、心臓壁を貫いたりすると起こる合併症です。バイタルサインに注意しましょう。

●退院指導…合併症の注意に加え、パンフレットなどを用いて分かりやすく伝えます。

①[自己検脈《じこけんみゃく》]：患者自身が自分の脈を測り、ペースメーカが正常に動いているかどうかを確認できるようにしておくことが大切です。設定されている回数より下回ることが続くようであれば、すぐに受診するように伝えましょう。

②生活上の注意点：ペースメーカの［ 誤作動《ごさどう》 ］を防ぐために、体に直接電気が流れる可能性がある電気機器類の使用には注意が必要です。また、退院直後は植込み側の手で重い物を持ったり、腕を［ 肩より上 ］へ上げたりしないように説明します。ICD 植込みの場合、作動時のショックや恐怖は大きいです。精神的なサポートも忘れないようにしましょう。

一人一人の患者の生活スタイルを読み取り、退院後に患者が困らないような指導ができるように介入しましょう

その他、定期受診の必要性や身体障害者手帳の申請についても説明しましょう

⑮不整脈　アブレーション後のケア

習得のコツ 起こり得る合併症と症状を結びつけながら考えていきましょう。

［　　］に合う語を選んで書き込んでみよう！（p.58〜59）
横隔神経麻痺　嘔気･嘔吐　気胸　血腫　血栓･空気塞栓症　呼吸困難　出血　食道損傷　徐脈　心タンポナーデ　心不全　腎不全　鎮静麻酔薬　同一体位　動悸　不整脈　バイタルサイン　激しい運動　ベッド上安静

1 治療当日

帰室直後から圧迫解除時間までは［ ベッド上安静《じょうあんせい》 ］です。

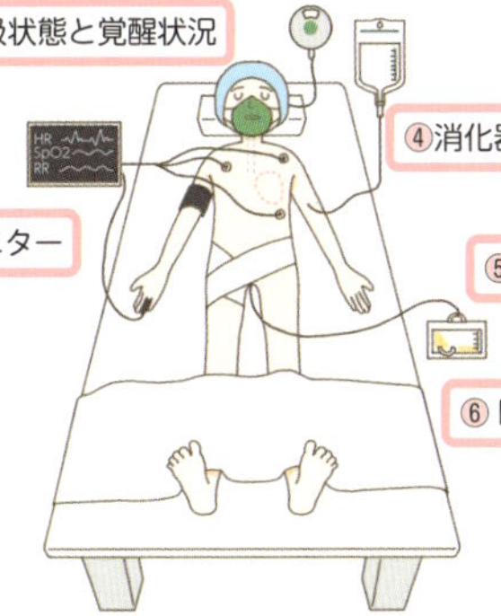

術中からの継続看護ができるよう、各項目に沿って観察していきます

①呼吸状態と覚醒《かくせい》状況：［ 鎮静麻酔薬《ちんせいますいやく》 ］の影響により、覚醒が不十分な場合があります。［ 気胸《ききょう》 ］や［ 横隔神経麻痺《おうかくしんけいまひ》 ］により呼吸状態が不安定なことがあります。必要であれば継続的に酸素投与をします。

手術中、挿管していた場合は口腔内の皮膚の損傷などがないかもあわせて確認しましょう

②心電図モニター：術直後の心筋はやけどをしている状態であり、組織が不安定なため心房細《しんぼうさい》動《どう》や心室頻拍《しんしつひんぱく》などの［ 不整脈《ふせいみゃく》 ］が出やすい状況にあります。また、カテーテルでの焼灼《しょうしゃく》（または冷却）中に正常な刺激伝導系《しげきでんどうけい》を傷つけてしまい、房室《ぼうしつ》ブロックや洞不全《どうふぜん》などの［ 徐脈《じょみゃく》 ］になることがあります。

③穿刺《せんし》部位：止血がうまくいかないと、出血や［ 血腫《けっしゅ》 ］を引き起こす可能性があります。

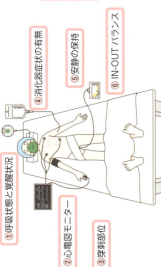

④消化器症状の有無：治療中に心臓の後ろにある食道やその周囲の神経を傷つけてしまうことで食道と胃の動きが悪くなり、［ 嘔気《おうき》・嘔吐《おうと》 ］や下痢などの症状を起こす場合があります。

⑤安静の保持：手術後は［ 同一体位 ］による安静が必要です。腰痛などの痛みを訴える患者も多くいます。適切なポジショニングや鎮痛薬《ちんつうやく》の使用により、苦痛の軽減ができるよう介入します。

⑥ IN-OUT バランス：治療中に造影剤《ぞうえいざい》を使用することもあります。また、手術中に輸液が多く入ることもあり、全身麻酔で治療している場合は尿量が減少し、バランスが崩れやすくなります。［ 心不全《しんふぜん》 ］や［ 腎不全《じんふぜん》 ］の既往がある患者には特に注意が必要です。

術後の点滴の指示をしっかり確認しましょう

●重篤《じゅうとく》な合併症

- ［ 心タンポナーデ ］…カテーテル操作により、心臓の血管や筋肉が傷ついてしまうことで起こります。心嚢穿刺《しんのうせんし》が必要になることもあります。

血圧低下、心拍数の増加などに注意しましょう

- ［ 血栓・空気塞栓症《くうきそくせんしょう》 ］…治療した部位から血栓《けっせん》が生じたり、手術中に何らかの操作で空気が混入したりしてしまうことで、それらが脳や肺に飛んで血管を塞いでしまうことがあります。

胸痛や呼吸困難（呼吸回数の増加）がないか、
足背動脈の触知ができるかを確認します

- ［ 食道損傷 ］…特に左房後壁を焼灼する際には、食道まで傷つけてしまう可能性があります。嚥下時の違和感や痛みがあれば、必ず医師に報告しましょう。

●圧迫解除と初回歩行

当院では、通常、4時間後に圧迫解除、5時間後に歩行可能となりますが、止血デバイスを使用している場合は、2時間後に圧迫解除、3時間後に初回歩行ができます。異常がある場合や合併症を起こしている場合は延長されます。初回歩行時には、［ バイタルサイン ］の変動や［ 出血 ］のリスクも高くなるため、慎重に行う必要があります。

2 翌日以降

合併症の観察とともに、退院に向けての指導を行います。

- 再発の徴候（［ 動悸《どうき》 ］や［ 呼吸困難 ］）がある場合はすぐに受診しましょう。
- 手術直後は［ 激しい運動 ］は控えましょう。
- 処方された薬は必ず内服しましょう。
- 穿刺部は清潔に保ちましょう。

16 その他の疾患 心不全のケア

習得のコツ 心不全の原因をアセスメントしてケアを行っていきましょう。

［　］に合う語を選んで書き込んでみよう！
過活動　高血圧　食事　腎不全　スケジュール　ストレス　増悪因子　体液過剰
怠薬　内服薬　認知機能

1 要因のアセスメント

バイタルサインに加え、どのような心不全《しんふぜん》症状が出現しているのか観察が必要です。また、心不全の原因となっている疾患や［ 増悪因子 ］について情報収集することが重要です。

●原因疾患

…心臓によるものとして［ 高血圧《こうけつあつ》 ］、心筋梗塞《しんきんこうそく》、弁膜症《べんまくしょう》、不整脈《ふせいみゃく》、心筋症《しんきんしょう》、心筋炎《しんきんえん》、先天性心疾患《せんてんせいしんしっかん》などがあります。そのほか、［ 腎不全《じんふぜん》 ］、肺炎《はいえん》、甲状腺機能異常《こうじょうせんきのういじょう》などがあります。

●日常生活の要因

- 塩分過多…ナトリウムが血管内に水分を引き込むため、［ 体液過剰 ］となります。
- ［ 怠薬《たいやく》 ］…必要な内服をせず、病状が悪化します。
- ［ 過活動 ］…心臓に負荷がかかる活動をすることで心不全につながることがあります。
- ［ ストレス ］…交感神経《こうかんしんけい》が亢進《こうしん》することで血圧上昇や頻脈《ひんみゃく》などが起こります。
- その他…飲酒、喫煙、妊娠などがあります。

情報収集のポイント

- 浮腫《ふしゅ》や息切《いきぎ》れを心不全の症状であると、患者自身が把握できていたか
- 普段、どのような［ 食事 ］をとっていたか
- ［ 内服薬 ］はしっかり飲めていたか
- 1日の［ スケジュール ］：仕事内容や日常生活の家事などが過活動の要因となります。
- 高齢者の場合、［ 認知機能 ］は保たれているか：認知機能《にんちきのう》が低下している場合、本人だけでなく家族も含めた指導や社会サービス介入の調整が必要です。

高齢者の心不全が増えています
退院に向けて社会福祉士や退院支援看護師と早期からの連携が必要です

[　] に合う語を選んで書き込んでみよう！
ADL低下　塩分管理　刺入部　静脈炎　心臓リハビリテーション　水分制限
全身状態　早期受診　体重測定　内服管理　尿回数　ルート管理

2 急性期の看護（症状緩和）

- バイタルサインの変動がないか、[全身状態] の観察が必要です。体液過剰《たいえきかじょう》があると体重増加が起こります。心不全の状態や薬剤調整の把握のため [体重測定] を行います。
- 安静：水分出納《すいとう》を把握することや活動による循環動態の変動を避けるために尿道カテーテルを留置することがあります。疼痛《とうつう》や不快感につながることもあるため、必要性をしっかり説明しましょう。
- 薬物治療ではカテコラミンや抗不整脈薬《こうふせいみゃくやく》、利尿薬《りにょうやく》など重要な薬剤を使用するため、効果や副作用を理解する必要があります。薬剤が多くなるとルート類が多くなり、カテコラミンでは [静脈炎《じょうみゃくえん》] のリスクも上がります。[刺入部《しにゅうぶ》] の観察や [ルート管理] が重要です。
- 病院食は減塩食になります。入院中は [水分制限] が指示されることがあります。必要性を説明しましょう。

病院食を薄いと感じる人は普段の食事が塩分過多になっている可能性が高いです

3 慢性期の看護（日常生活指導）

循環動態が落ち着いてきたら、退院に向けて日常生活指導が必要になってきます。心不全になった要因をアセスメントしながら、日常生活指導を行います。

- [内服管理] …自己中断することがないよう指導しましょう。高齢者で飲み忘れがある場合はお薬カレンダーなどを活用しましょう。
- [塩分管理] …栄養科と連携して、本人や家族へ栄養指導を行いましょう。
- [心臓リハビリテーション]（心リハ）…心リハは、心臓の予備力を高めます。また、[ADL低下] を予防し、QOL 向上を目指します。

退院前指導のポイント

①退院後の生活や注意点について、必要性も含めてしっかり説明しましょう。
- 血圧・脈拍・体重の測定
- 塩分管理など日常生活上の注意点
- 心不全症状の観察（浮腫の見方、[尿回数] の減少、労作時《ろうさじ》の息切れ、体重増加など）
- [早期受診] のポイント

②退院時に水分制限が解除される場合もありますが、医師へ確認しましょう。

17 その他の疾患　心筋症のケア

習得のコツ 心筋症にはさまざまな種類があるため、それらを踏まえてケアを行いましょう。

[　] に合う語を選んで書き込んでみよう！　胸痛　血栓　若年層　収縮する
出血　心不全症状　立ちくらみ　脱水　浮腫　めまい　モニター管理

1 症状の観察

心筋症《しんきんしょう》は、心臓の構造的・機能的異常を伴うため、心不全《しんふぜん》の症状を呈する場合が多いです。

肥大型《ひだいがた》心筋症	拡張型《かくちょうがた》心筋症
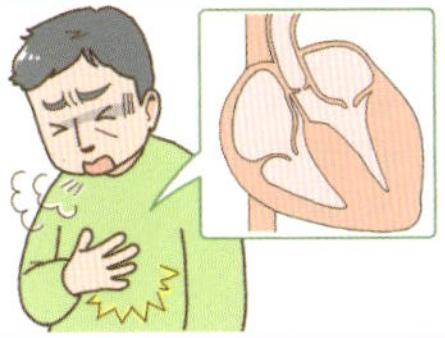	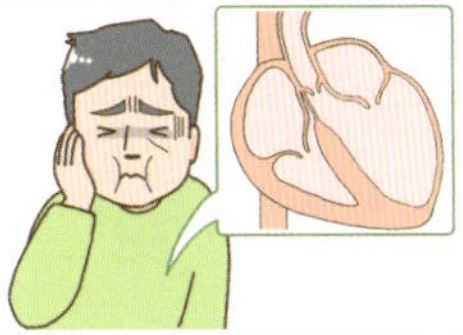
● 呼吸困難、[胸痛]、動悸など肥大に伴う症状 ● [立ちくらみ]、失神、動悸など不整脈による症状	● 呼吸困難、[浮腫]、易疲労感、食欲不振など心不全症状、 ● [めまい]、失神、動悸など不整脈による症状

2 看護の実際

- 心筋症では心臓のポンプ機能が障害されて、[心不全症状] が出現することがあります。どのような症状が出ているかを観察し、適切な薬物治療が行えるようなケアが必要です。
- 閉塞性《へいそくせい》肥大型心筋症は、[脱水] により左室流出路狭窄《さしつりゅうしゅつろきょうさく》を増悪させてしまうため注意が必要です。
- 拡張型心筋症による心腔内の拡大や心房細動《しんぼうさいどう》により [血栓《けっせん》] ができる可能性があります。そのような場合は、抗凝固薬《こうぎょうこやく》を内服します。そのため、[出血] 傾向に注意が必要です。また、心室細動《しんしつさいどう》など致死性不整脈《ちしせいふせいみゃく》が出現する可能性もあるため、[モニター管理] が重要です。
- 拡張型心筋症では、心臓が [収縮する] 機能が低下することがあります。重症な場合は心臓再同期療法《しんぞうさいどうきりょうほう》（CRT）の適応となります。
- 心筋症は [若年層] で発症することもあり、仕事盛りや出産などさまざまなライフステージにある患者もいます。その中で心筋症による生命の危機や生活上の制限がかかることによる精神的なストレスも多くなります。

18 その他の疾患　心筋炎のケア

習得のコツ 少ない症例ですが重症化することもある疾患です。しっかり復習しましょう。

[　　] に合う語を選んで書き込んでみよう！
感冒　消化器　心室細動　心不全　心不全症状　不整脈　モニター管理　薬物治療

1 症状の観察

無症状から致《ち》死《し》性《せい》不《ふ》整《せい》脈《みゃく》による突然死まであり、幅広くさまざまな症状があります。

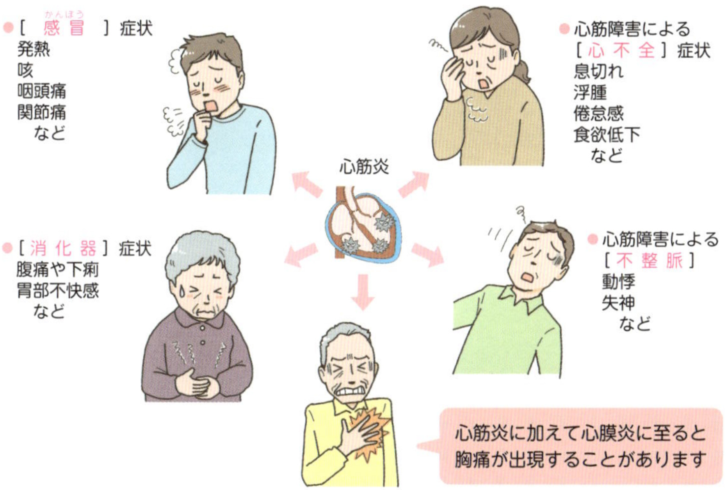

2 看護の実際

- 心筋炎《しんきんえん》では心臓のポンプ機能が障害されて、[心不全症状《しんふぜん》] が出現することがあります。
- 抗菌薬《こうきんやく》など適切な [薬物治療] が行えるようケアが必要です。
- 心筋障害による致死性不整脈である [心室細動《しんしつさいどう》] が出現する可能性もあるため、[モニター管理] が重要です。

急性期を過ぎれば予後良好といわれています
そのため、薬物療法などを確実に行い、バイタルサインの変動やモニタリングをしっかり行うことが大切です

19 その他の疾患　感染性心内膜炎のケア

習得のコツ 症状緩和に努めましょう。

[　　] に合う語を選んで書き込んでみよう！
息切れ　意識レベル　クーリング　下痢　紅斑　歯周病　心電図モニター
精神的ケア　点状出血　長期入院　発熱　浮腫　麻痺　虫歯

1 症状の観察

症状が多岐にわたるため、バイタルサインとともに全身の観察が必要になります。

- 感染による [発熱] がみられます。
- 弁が破壊されることによる心不全症状（[浮腫《ふしゅ》] や [息《いき》切《ぎ》れ] など）が出現することがあります。
- 疣腫《ゆうしゅ》が血管を閉塞することにより、脳梗塞《のうこうそく》や心筋梗塞《しんきんこうそく》が起こることがあります。[意識レベル] や [麻痺《まひ》] の有無、[心電図モニター] の観察が必要です。
- [点状出血《てんじょうしゅっけつ》] や [紅斑《こうはん》] など皮膚症状が出現することがあります。清潔ケア時などのときに全身の観察を行いましょう。
- 長期間の抗菌薬《こうきんやく》投与で [下痢《げり》] を起こすことがあります。

高齢者など、おむつを装着していると皮膚トラブルの原因になります

2 看護の実際

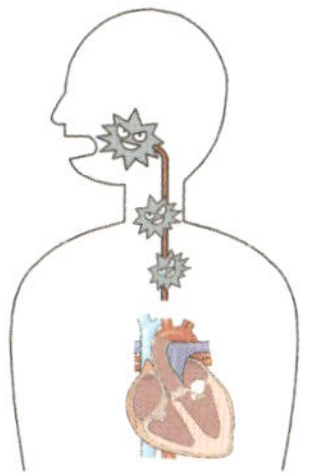

- 感染性心内膜炎《かんせんせいしんないまくえん》の最も多い原因が [虫歯《むしば》] や [歯周病《ししゅうびょう》] による口腔内の環境です。そのため、口腔衛生《こうくうえいせい》の必要性を指導しましょう。
- 発熱時には、[クーリング] や適切な解熱薬《げねつやく》の投与を行います。
- 抗菌薬の投与が重要になります。確実に投与できるようにしましょう。
- 抗菌薬は約 6 週間と長期間投与する必要があるため、[長期入院] となります。また、人工弁や人工血管などの人工物に感染が及んでいる場合は、再手術になる可能性もあります。そのため、患者や家族は不安を抱き、ストレスも大きくなります。しっかり傾聴《けいちょう》して、[精神的ケア] に努めましょう。

20 その他の疾患　肺塞栓症のケア

習得のコツ 患者さんの表情をよく観察しながらケアを行うようにしましょう。

[　　] に合う語を選んで書き込んでみよう！
浣腸　色調　出血　心負荷　深部静脈血栓　弾性ストッキング

1 症状の観察

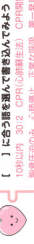

肺塞栓症《はいそくせんしょう》は下肢の [深部静脈血栓] が原因の大半を占めています。下肢や骨盤腔《こつばんくう》などの深部静脈《しんぶじょうみゃく》において作られた血栓《けっせん》が遊離して起こります。

- 突然の呼吸困難や胸痛が見られます。
- 下肢 [色調] の変化や歩行時の痛みなどの観察が大切です。

2 看護の実際

- 呼吸困難が見られた場合は医師に報告し、酸素投与を行い、患者の楽な体勢を作ることが必要です。
- 呼吸の変化、酸素飽和度《さんそほうわど》の低下、チアノーゼなどの観察を行い、早期異常発見に努めます。
- 二重負荷や前かがみになる動作は、[心負荷] になるためできるだけ避けましょう。

> 二重負荷とは、食事をする、排便する、運動するなどの運動動作を立て続けに行い、心臓に大きく負担をかけることです

- 努責《どせき》による血圧上昇や心拍数の増加は、心負荷《しんふか》を増強させるため、下剤を使用して調整しましょう。
- [浣腸《かんちょう》] は腹腔内圧を高めて心負荷になるため、できるだけ避けましょう。
- 下肢の観察を毎日行うように患者に指導し、下肢の疼痛《とうつう》・腫脹《しゅちょう》・熱感《ねつかん》・浮腫《ふしゅ》などがないか日頃の変化を見逃さないようにしましょう。
- 慢性期では、退院に向けて下肢の運動の継続や [弾性《だんせい》ストッキング] 着用の必要性を説明し、再発予防を指導していきましょう。
- 肺塞栓症の治療で使用する薬剤は、血栓溶解剤《けっせんようかいざい》や抗凝固薬《こうぎょうこやく》です。[出血] 傾向になるため注意しましょう。

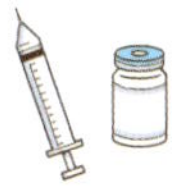
ヘパリンナトリウム
(静脈注射)
血栓溶解剤

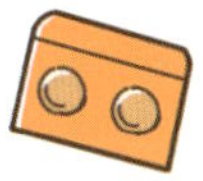
ワルファリンカリウム
(経口投与)
抗凝固薬

21 急変時の初期対応　BLS（一次救命処置）

習得のコツ 研修や演習でイメージを固めて、自分ができることからやっていきましょう。

[　　] に合う語を選んで書き込んでみよう！
10秒以内　30:2　CPR(心肺蘇生法)　CPR開始　応援要請　確実な脈拍
胸骨圧迫のみ　心肺停止　正常な呼吸　第一発見者　電気ショック

BLSとは、[心肺停止] または呼吸停止に対する一次救命処置のことで、専門的な器具や薬を使用せずに行います。発見から [CPR（心肺蘇生法《しんぱいそせいほう》）] が開始されるまでの時間が予後に大きな影響を及ぼすため、発見してからの行動をいかに早く行うかが重要です。

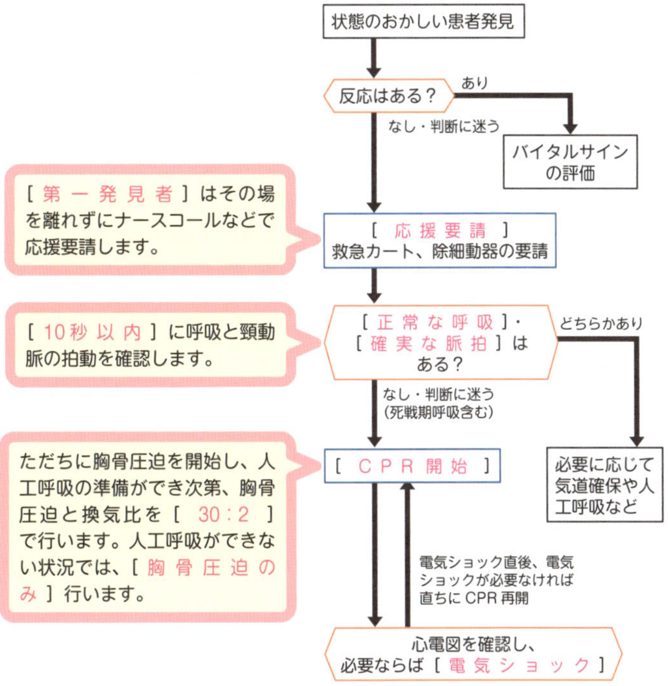

応援要請をするのにはとても勇気がいります。要請するかためらうときは、応援要請をしましょう。

22 急変時の初期対応　救命の目的と急変時の手技

習得のコツ まずは胸骨圧迫をマスターしましょう。

［　　］に合う語を選んで書き込んでみよう！
100〜120　回復しない　完全な圧迫解除　胸骨の下半分　酸素　質の高いCPR　生活　中断を最小　強く　手のひらの付け根　肘を真っすぐ

1 救命の目的

心停止を起こすと心臓から全身への血流が途絶え、臓器や細胞に［　酸素　］が供給されず、臓器不全や機能低下などを引き起こします。特に生命維持に重要な心臓や脳といった臓器は、一度機能しなくなると［　回復しない　］といわれています。たとえ蘇生《そせい》に成功したとしても、低酸素脳症《ていさんそのうしょう》となり、患者や家族の［　生活　］を大きく変化させてしまいます。そのため、救命では臓器血流をしっかりと確保するため、［質の高いCPR］が求められます。

2 胸骨圧迫

- ［　強く　］…深さ約5cmで6cmを超えない
- 速く…［100〜120］回/分
- 絶え間なく…［　中断を最小　］にする、［完全な圧迫解除］（胸壁《きょうへき》を元の位置まで戻す）

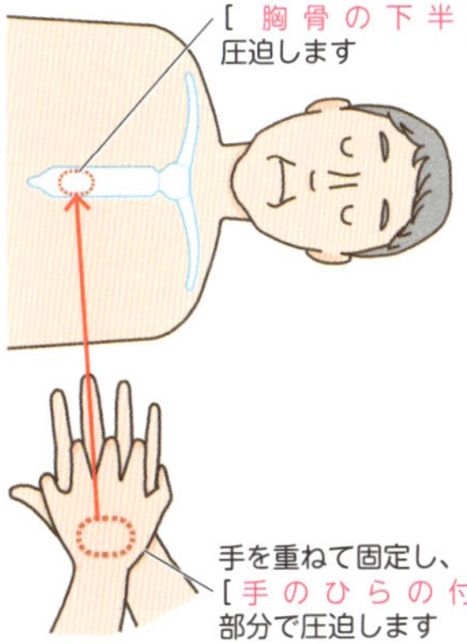
［　胸骨の下半分　］を
圧迫します
手を重ねて固定し、
［手のひらの付け根］
部分で圧迫します

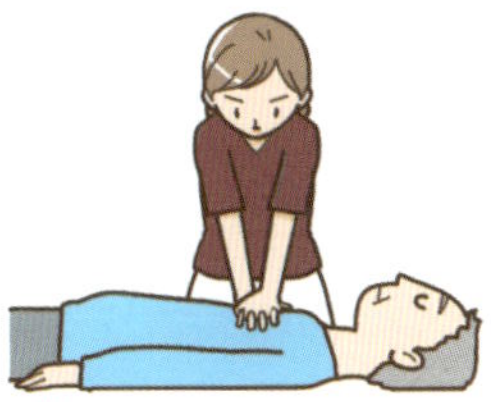
［　肘《ひじ》を真っすぐ　］にして、
胸骨を垂直に圧迫します

［　　］に合う語を選んで書き込んでみよう！
1回1秒　2分後　3本の指　親指と人差し指　後方　前方　挟み込む　離れたこと

3 気道確保と換気

- 頭部《とうぶ》後屈《こうくつ》顎先《あごさき》挙上法《きょじょうほう》

片手で額をおさえながら、もう一方の手の指先を顎先に当てて持ち上げます。

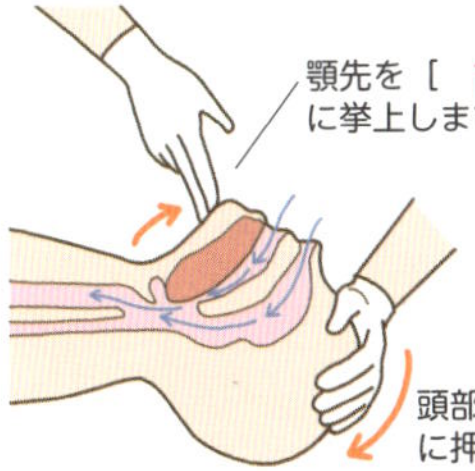
顎先を［　前方　］
に挙上します
頭部を［　後方　］
に押します

- ECクランプ法

マスク換気を行う際に、左手の［親指と人差し指］でCの字を作り、マスクをおさえ、残りの［　3本の指　］でEの字を作り、小指を下顎角《かがくかく》に置くことで顎のラインを保持して、右手でバッグを揉みます。換気は［　1回1秒　］を2回続けて行い、過換気を防ぎます。

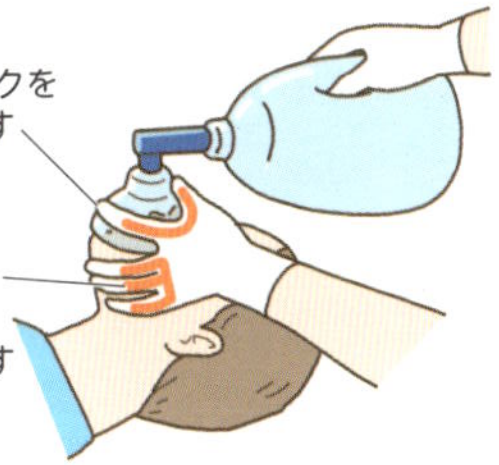
「C」の指でマスクを
顔に密着させます
「E」の指で顎の
角度を上げて
気道を確保します

4 除細動

①右前胸部と左側胸部にパドルを当て、心臓を［　挟み込む　］位置で放電します。
②実施する際は周囲の人が離れるよう声をかけ、［離れたこと］を確認し、放電します。
③ショックが不要または、ショックが実施された後は直ちに胸骨圧迫《きょうこつあっぱく》からCPRを再開し、［　2分後　］に再度除細動《じょさいどう》が必要か判断します。

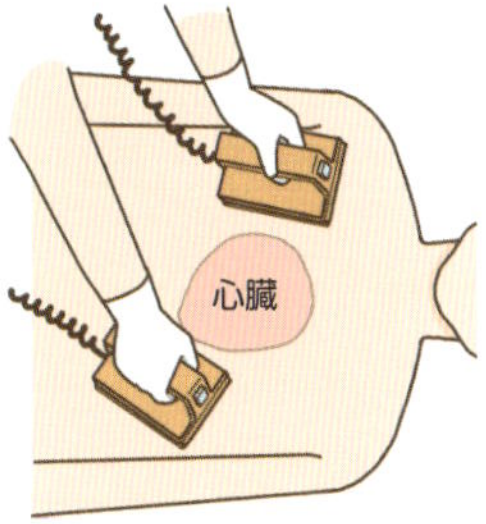
心臓

23 補助循環　PCPS

習得のコツ まずは、補助循環という言葉に興味を持ってみましょう。

［　　］に合う語を選んで書き込んでみよう！（2度使う語があります）
酸素化　心原性ショック　心臓　心肺蘇生　大腿静脈　電気的除細動　肺

1 PCPS（経皮的心肺補助法）とは

補助《ほじょ》循《じゅん》環《かん》とは、心臓のポンプ機能が低下して［ 心 原 性 シ ョ ッ ク ］状態の血液循環を、機械装置によって補助もしくは代行する治療法で、その一つがＰＣＰＳ《ピーシーピーエス》です。世界的には一般的にECMO《エクモ》と呼ばれています。ECMOにはVA-ECMOとVV-ECMOという2種類があり、VA-ECMOとPCPSは同じことを意味します。ECMOとは、［ 大 腿 静 脈 ］より静脈血を脱血して、人工肺《じんこうはい》を用いて［ 酸 素 化 ］した後、動脈もしくは静脈に送血する装置です。

●VA-ECMO（PCPS）

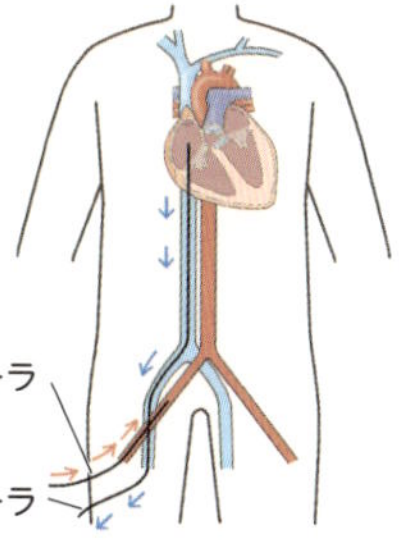

- 静脈から脱血→動脈に送血
- ［ 心 臓 ］と［ 肺 ］が両方とも悪い場合に使用します。
- 例：［ 心原性ショック ］など

●VV-ECMO

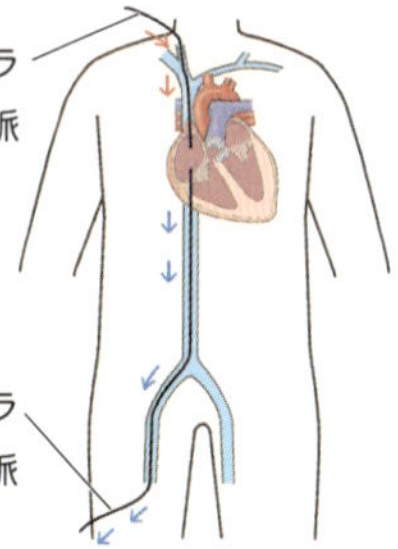

- 静脈から脱血→静脈に送血
- ［ 心 臓 ］は元気で、［ 肺 ］のみが悪い場合に使用します。
- 例：新型コロナウイルス感染症重症など

2 PCPS（VA-ECMO）の適応

- 心停止・心原性《しんげんせい》ショックに対する［ 心 肺 蘇 生《しんぱいそせい》 ］
- 開心術後や急性心筋梗塞後の重度低心拍出量症候群《ていしんはくしゅつりょうしょうこうぐん》（LOS）
- ［ 電 気 的 除 細 動 ］の効果のない心室頻拍《しんしつひんぱく》・心室細動《しんしつさいどう》
- リスクの高い経皮的冠動脈《けいひてきかんどうみゃく》インターベンション（PCI）の補助

［　　］に合う語を選んで書き込んでみよう！（2度使う言葉があります）
鮮やかな赤色　暗赤色　遠心ポンプ　虚血　抗凝固療法　出血傾向　人工肺
穿刺部位　大腿静脈　大腿動脈

3 実際のPCPS（VA-ECMO）

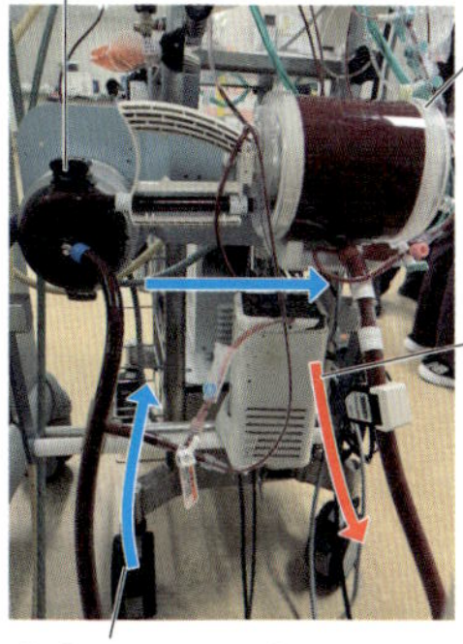

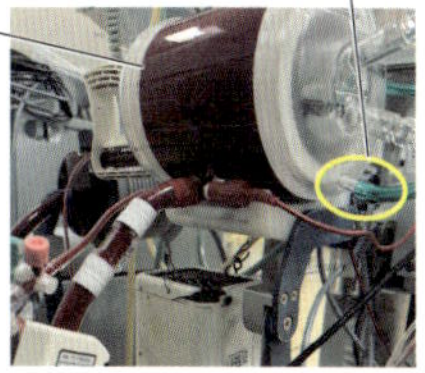

観察のポイント
［ 人 工 肺 ］の前と後で血液の色が違うことを確認しましょう。
- 酸素化される前の静脈血は［ 暗 赤 色 ］
- 酸素化された後の動脈血は［ 鮮 や か な 赤 色 ］

4 看護・管理のポイント

- PCPS回路内の凝固を防ぐために、［ 抗 凝 固 療 法 ］を行います。一般的にはACT（活《かつ》性化凝固時間《せいかぎょうこじかん》）約150～200秒を目標値にコントロールします（施設で異なります）。
- 抗凝固療法《こうぎょうこりょうほう》や体外循環《たいがいじゅんかん》（異物に触れること）に伴う凝固因子の消費により、［ 出 血 傾 向 ］になりやすいため、カニューレの［ 穿 刺 部 位 ］や消化管・気管出血などの有無を確認します。
- 大腿動脈へのカニューレの挿入により、下肢の［ 虚 血 ］になる可能性があります。足《そく》背動脈《はいどうみゃく》や後脛骨動脈《こうけいこつどうみゃく》の血流の有無、色調変化、チアノーゼ、冷感《れいかん》、硬結《こうけつ》などがないか注意します。

PCPS（VA-ECMO）についてもっと学びましょう（解答編参照）
・適応に注意が必要な状態
・コントロールパネルの表示・見方
・ミキシングゾーン

PCPSは肺と心臓の両方の代わりをしてくれます（人工臓器といいます）。

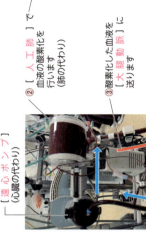

実践編㉓ プラスα

●PCPS（VA-ECMO）の適応に注意が必要な状態

- 末期患者、脳死患者
- 大動脈《だいどうみゃく》解離《かいり》
- 重症大動脈弁閉鎖不全症《だいどうみゃくべんへいさふぜんしょう》
- 高度な閉塞性動脈硬化症《へいそくせいどうみゃくこうかしょう》
- 出血性ショック

●コントロールパネルの表示・見方

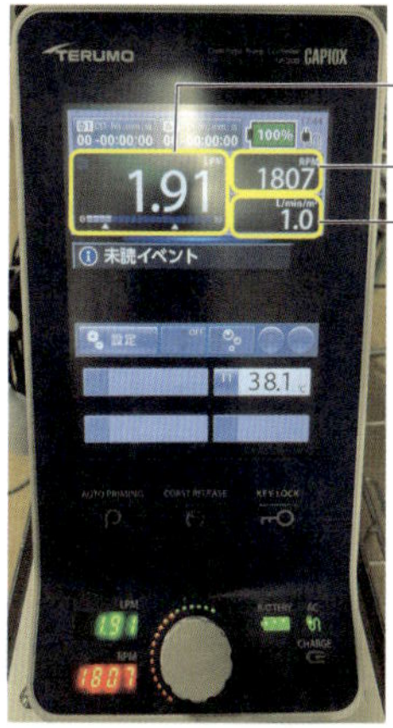

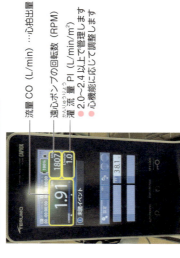

流量 CO（L/min）…心拍出量

遠心ポンプの回転数（RPM）

灌流量《かんりゅうりょう》 PI（L/min/m²）
- 2.0～2.4 以上で管理します
- 心機能に応じて調整します

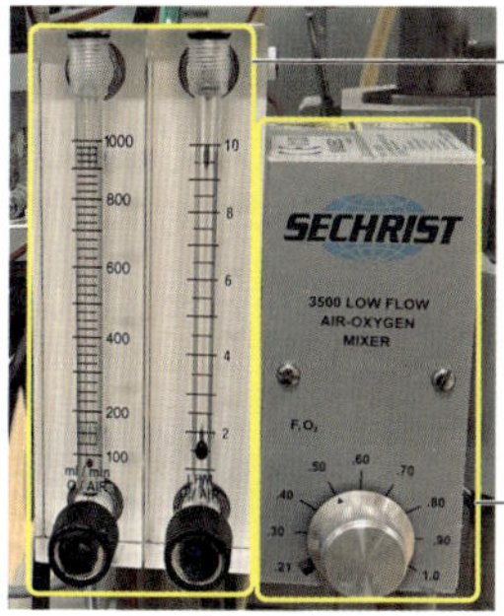

ガス流量計
- $PaCO_2$ が低い場合：ガス流量を下げる
- $PaCO_2$ が高い場合：ガス流量を上げる

血液ガス中の $PaCO_2$ が低い場合は、CO_2 が飛び過ぎているので PCPS のガス（O_2）流量を下げます
一方、血液ガス中の $PaCO_2$ が高い場合は、CO_2 が溜まっているので PCPS のガス流量を上げて CO_2 を飛ばします

酸素濃度計
- PaO_2 が低い場合：酸素濃度を上げる
- PaO_2 が高い場合：酸素濃度を下げる

●ミキシングゾーン

PCPS から送血された血液と、自己の心臓が拍出した血液が混ざり合うところをミキシングゾーンといいます。ミキシングゾーンの場所は、心臓の回復具合によって変わります。動脈ラインの PaO_2 値からおおよその場所が分かります。

①右手に動脈ラインを留置します。

② PCPS から送血される血液の PaO_2 は約 200～300mmHg でコントロールされることが多いです。

③右手の動脈ラインの PaO_2 が 200～300mmHg（PCPS と近似した数値）であれば、ミキシングゾーンは腕頭動脈《わんとうどうみゃく》より中枢側となり、心臓の拍出の力が PCPS から送血された血流に負けていることが分かります。

④逆に PaO_2 が 80～100mmHg（低い数値）であれば、ミキシングゾーンは腕頭動脈より末梢側となり、心臓の拍出（自己肺の酸素化指標）が PCPS の血流に勝《まさ》っている（心臓が元気になってきている）指標となります。

24 補助循環　IABP

習得のコツ IABP のバルーンの収縮と拡張による心臓（臓器）への効果を理解しましょう。

［　　］に合う語を選んで書き込んでみよう！（2 度使う言葉があります）
圧補助　拡張　下行大動脈　冠動脈　後負荷　酸素供給　収縮　大腿動脈
ヘリウムガス

バルーンのついたカテーテルを［大腿動脈《だいたいどうみゃく》］（または上腕動脈）から挿入し、胸部［下行大動脈］に留置して、心臓の拍動に合わせてバルーンの収縮と拡張を繰り返すことで心臓を補助する［　圧補助　］循環装置です。心電図や大動脈圧波形に同期させ、心臓の［　拡張　］期に［ヘリウムガス］を注入してバルーンを拡張させて、心臓の［　収縮　］期にバルーンを収縮させます。

1 IABP の効果

心臓の［　収縮　］期にバルーンを収縮させることで大動脈に急激な陰圧がかかり、心臓の［　後負荷《こうふか》　］が減少します。反対に［　拡張　］期にバルーンを拡張させることで［　冠動脈《かんどうみゃく》　］への血流が増加し、心筋への［酸素供給］量を増加させます。

IABP の補助効果は心拍出量の 10〜15% 程度です。

●収縮期

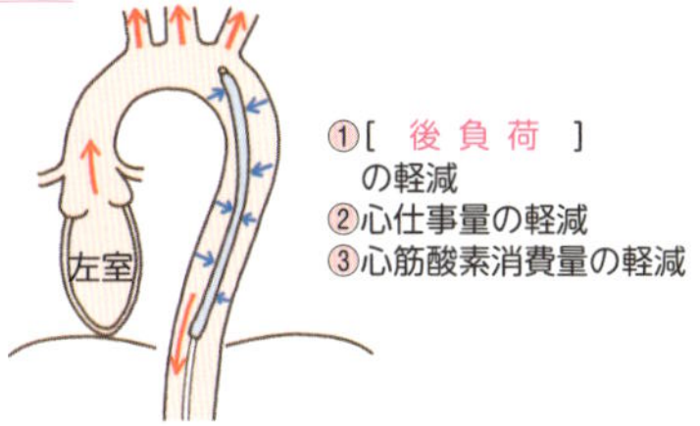

●拡張期

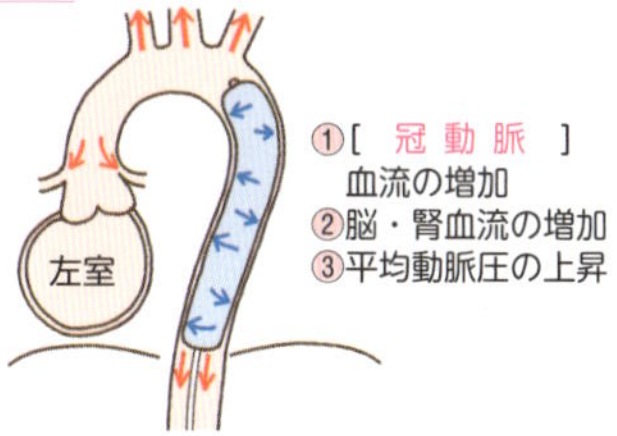

2 IABP が適切なタイミングで働いているときの動脈圧波形

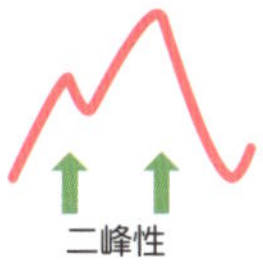

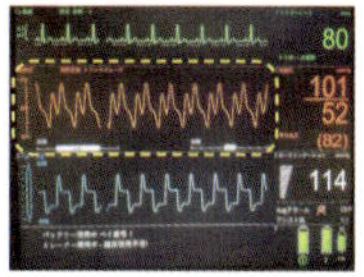

（ゲティンゲグループ・ジャパン株式会社の資料をもとに作成）

上図のような二峰性《にほうせい》の形でない場合は IABP の収縮と拡張の駆動タイミングの調整が必要です。

［　　］に合う語を選んで書き込んでみよう！（2 度使う言葉があります）
下肢　屈曲・閉塞　血流障害　鎖骨下　出血　上腸間膜　腎　心筋梗塞
心原性ショック　心電図　臓器　動脈圧　腹腔

3 IABP の適応

IABP の禁忌を解答編で確認しよう

- 急性冠症候群《きゅうせいかんしょうこうぐん》：急性［　心筋梗塞　］、不安定狭心症《ふあんていきょうしんしょう》
- 急性心筋梗塞《きゅうせいしんきんこうそく》に伴う合併症：［心原性ショック］、心室中隔穿孔《しんしつちゅうかくせんこう》、僧帽弁閉鎖不全症《そうぼうべんへいさふぜんしょう》
- 予防的使用：ハイリスク症例の経皮的冠動脈形成術《けいひてきかんどうみゃくけいせいじゅつ》・冠動脈バイパス術中・後の補助
- その他：低心拍出量症候群《ていしんはくしゅつりょうしょうこうぐん》、人工心肺離脱困難《じんこうしんぱいりだつこんなん》症例、VA-ECMO との併用

4 IABP 使用時の看護

解答編の図で確認しよう

- IABP の適切な留置位置：下行大動脈（［　鎖骨下《さこつか》　］動脈分岐の約 2cm 下）に留置します。留置位置が下がりすぎると、腹部大動脈の分枝（［　腹腔《ふくくう》　］動脈、［上腸間膜《じょうちょうかんまく》］動脈、［　腎　］動脈）をふさいで腹部臓器への［血流障害］を起こす可能性があるため、注意が必要です。
- 駆動状況の確認：トリガーモード、補助比率（アシスト比）、ヘリウムの残量、ガスチューブ内に血液がないか（血液があれば、バルーンが破損しています）
- 体位変換やケアなどで［　心電図　］にノイズが生じる可能性がある場合や、ケアや移動の際に心電図電極を外す際は、［　心電図　］トリガーからノイズ混入の少ない［　動脈圧　］トリガーに変更します。
- IABP カテーテルの［屈曲・閉塞］を予防するために、下肢への固定を確実に行います。下肢の屈曲や体動により接続が外れたり、穿刺部《せんしぶ》が［　出血　］したりする危険性があるため、必要であれば抑制帯《よくせいたい》などで下肢の屈曲を予防します。IABP 挿入時には患者に安静の必要性を説明し、理解してもらいます。
- IABP 留置時の管理は、活性化凝固時間《かっせいかぎょうこじかん》（ACT）180〜200 秒を目安とし、ヘパリン持続投与を開始します。
- IABP 留置時の合併症として、穿刺部の血腫・出血、［　下肢　］虚血、［　臓器　］虚血、感染、血栓・塞栓症などがあります。血液ガスデータ、下肢の虚血症状の有無、ガスチューブ内に血液がないかを確認します。

実践編㉔ プラスα

●IABP の禁忌（理由）

- 大動脈閉鎖不全症（バルーン拡張に伴う心室内への血液逆流）
- 胸部・腹部大動脈瘤、胸部・腹部大動脈解離（血管損傷、末梢塞栓など）
- 高度な閉塞性動脈硬化症（血管損傷、挿入困難、バルーン破損など）
- 大動脈内（特に下行大動脈）の血栓・粥腫《じゅくしゅ》が多い場合（末梢塞栓など）

●IABP の適切な留置位置

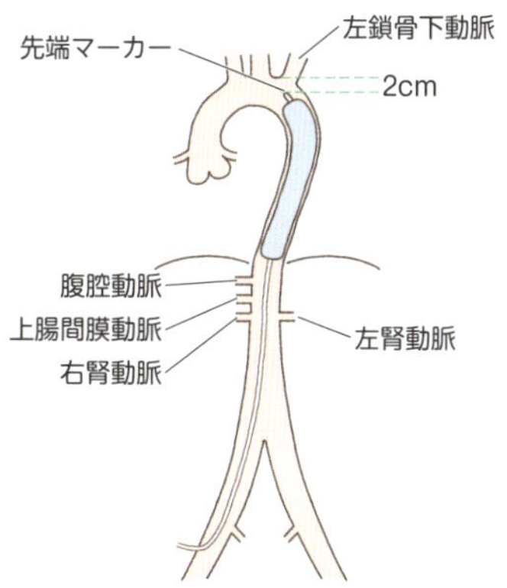

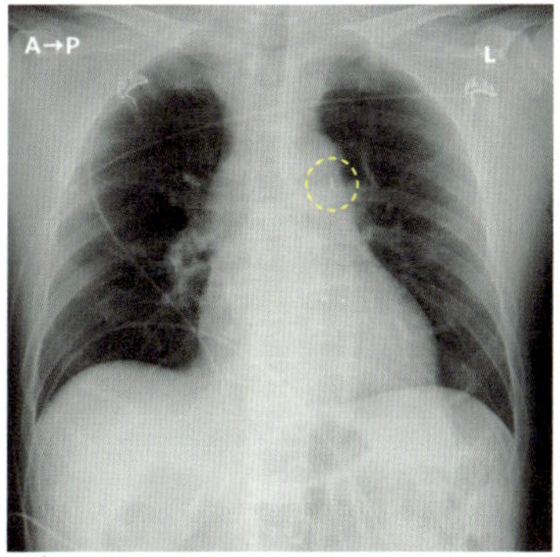

胸部 X 線画像で IABP の先端マーカーの位置に変化がないか確認しましょう

IABP の効果を、力の弱い子どもが扉を開け閉めするのにたとえると……
- 収縮期…重い扉を開けるのは難しいですが、反対側から誰かが扉を引いてあげれば簡単に扉を開けることができます
- 拡張期…扉を閉めるときに、誰かが押してあげれば簡単に扉を閉めることができます

㉕ 補助循環　IMPELLA

習得のコツ まずは IMPELLA《インペラ》 がどういうものかについて理解しましょう。

［　　］に合う語を選んで書き込んでみよう！（2 度使う言葉があります）
機械弁　急性心筋梗塞　左室　左室内血栓　上行大動脈　心臓　肺

1 IMPELLA とは

IMPELLA とは、2004 年にヨーロッパで販売が開始された小型の心内留置型《しんないりゅうちがた》の左心補助《さしんほじょ》ポンプカテーテル装置です。カテーテルの先端にポンプが内蔵されたデバイスで、［　左室　］から血液をくみ出して［上行大動脈《じょうこうだいどうみゃく》］に血液を送り出します。

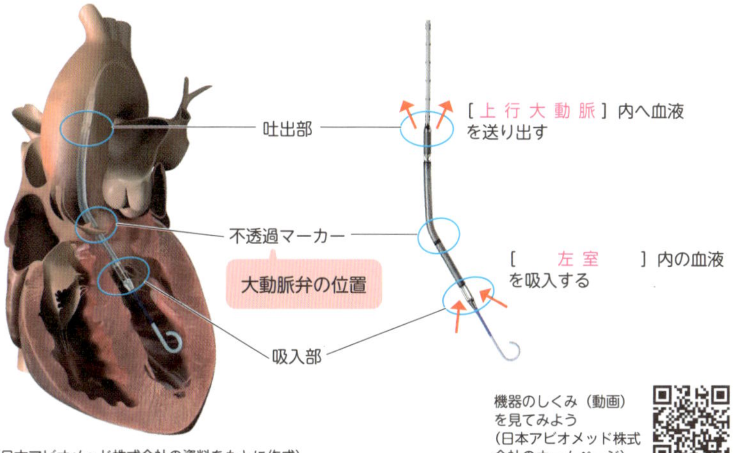

（日本アビオメッド株式会社の資料をもとに作成）

機器のしくみ（動画）を見てみよう
（日本アビオメッド株式会社のホームページ）

2 適応と禁忌

肺も心臓も悪いときは PCPS を使用します

［　肺　］が元気で、［　心臓　］だけが悪いときに使います。

- 適応：心原性《しんげんせい》ショック（［急性心筋梗塞《きゅうせいしんきんこうそく》］、心筋症《しんきんしょう》、重症心不全《しんふぜん》など）
- 禁忌・使用上の注意：［左室内血栓］、大動脈弁置換術《だいどうみゃくべんちかんじゅつ》後（［　機械弁　］）、重症大動脈弁閉鎖不全症《だいどうみゃくべんへいさふぜんしょう》、重度の閉塞性動脈硬化症《へいそくせいどうみゃくこうかしょう》など

IABP・PCPS・IMPELLA は共通する部分もありますが、少しずつ効果が違っています。IMPELLA は心臓の代わり（補助）をします。

［　　］に合う語を選んで書き込んでみよう！（2 度使う言葉があります）
右心不全　血管　左心補助　心室　スワンガンツカテーテル　中心静脈圧(CVP)

3 制御装置とモニター画面

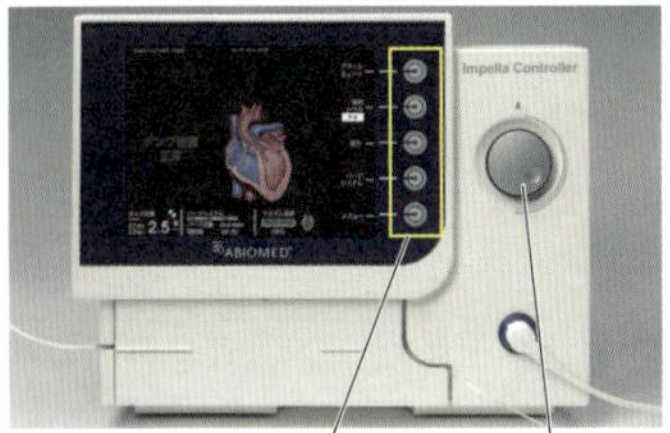

ソフトボタン
（タッチパネル）
で選択する

選択用ノブ
（真ん中を押して選択）

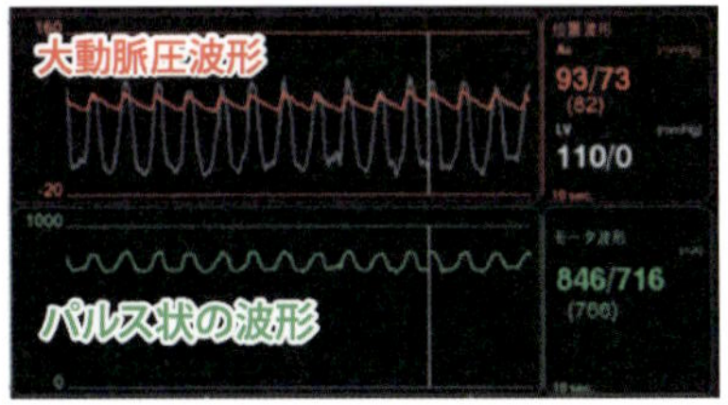

（日本アビオメッド株式会社の資料をもとに作成）

4 よくあるアラート表示

アラート表示画面を解答編で確認しよう

●ポンプ位置心室内

ポンプ位置が不適切で、カテーテルが深く挿入されています。吸入部と吐出部が両方とも［　心　室　］内にある状態です。

●サクション

カテーテルの留置位置が悪く、心室内の壁に吸入部が当たっている状態です。また、位置は適正でも、［　血　管　］内（左心室内）のボリュームが不足していると壁当たりを起こします。

5 管理・看護のポイント

- 活性化《かっせいか》凝固《ぎょうこ》時間《じかん》（ACT）を 160～180 秒前後で管理します。
- 抗凝固療法を行うため、穿刺《せんし》部出血・血腫の合併症があります。
- 合併症として溶血《ようけつ》があります。原因として、位置不良、［　右　心　不　全　］、血管内ボリュームの不足などが挙げられます。IMPELLA カテーテル挿入時は［ス　ワ　ン　ガ　ン　ツ　カ　テ　ー　テ　ル］を留置し、［中　心　静　脈　圧《ちゅうしんじょうみゃくあつ》（C　V　P）］を高めに管理します。
- ［　左　心　補　助　］デバイスなので、［　右　心　不　全　］になると右心系から左心系に血液が送られず、十分に効果を得られなくなります。
- パージ液としてヘパリン加《か》ブドウ糖注射液を準備します（推奨値：5% ブドウ糖液 500 mL ＋ヘパリン 50 IU/mL；ACT 管理に応じて 20 IU/mL など変更することがあります）。

実践編㉕ プラスα

●IMPELLA の種類

	① IMPELLA CP Smart Assist	② IMPELLA 5.5 Smart Assist
最大補助流量	3.7 L/min	5.5 L/min
挿入部位	大腿動脈注)	鎖骨下動脈、腋窩動脈
挿入方法	穿刺	カットダウンで人工血管を吻合して挿入
設計上の使用期間	8 日	30 日

注：挿入困難であった場合は、カットダウンで鎖骨下動脈、腋窩動脈からの挿入も可能

緊急時（心原性ショック）の初期導入は、大腿動脈から穿刺での挿入が可能な①が第一選択となります
②は、①の挿入後にサポート力（心拍出量；CO）が不足している場合や長期使用となる場合に、グレードアップとして使用する場合が多いです

●アラート表示①　ポンプ位置心室内

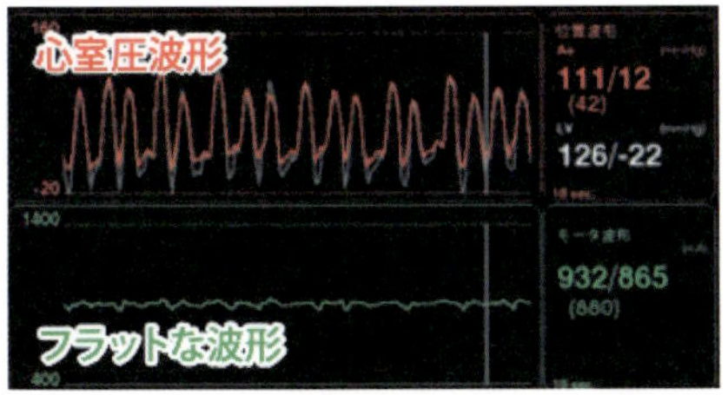

（画像提供：日本アビオメッド株式会社）

対処法

- 心エコーでカテーテルの位置を確認して適切な位置に留置し直します。

●アラート表示②　サクション

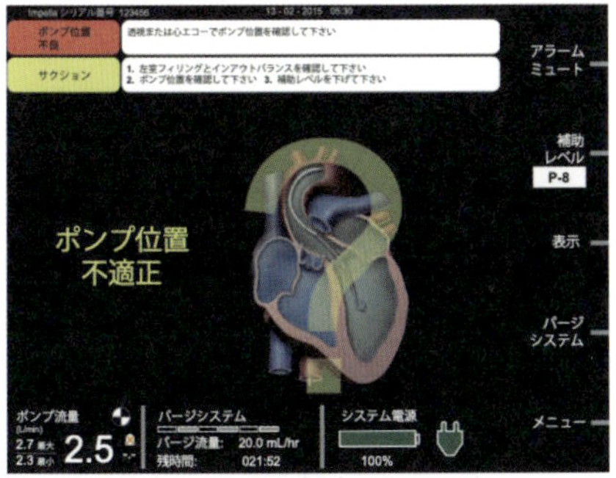

（画像提供：日本アビオメッド株式会社）

対処法

- 心エコーでカテーテルの位置を確認して適切な位置に調整します。
- 補助レベルを下げます。
- 補液を行い、血管内ボリュームを増加させます。

循環器でよく使われる略語…1

習得のコツ カルテでよく見る略語から調べてみましょう。

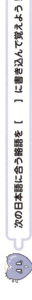

次の日本語に合う略語を［　　］に書き込んで覚えよう！

A 腹部《ふくぶ》大動脈瘤《だいどうみゃくりゅう》 ➡ ［ A A A ］ abdominal aortic aneurysm
二次救命処置 ➡ ［ A C L S ］ advanced cardiac life support
急性冠症候群《きゅうせいかんしょうこうぐん》 ➡ ［ A C S ］ acute coronary syndrome
日常生活動作 ➡ ［ A D L ］ activities of daily living
自動体外式除細動器《じどうたいがいしきじょさいどうき》 ➡ ［ A E D ］ automated external defibrillator
心房細動《しんぼうさいどう》 ➡ ［ A F ］ atrial fibrillation
心房粗動《そどう》 ➡ ［ A F L ］ atrial flutter
急性心不全《きゅうせいしんふぜん》 ➡ ［ A H F ］ acute heart failure
急性心筋梗塞《しんきんこうそく》 ➡ ［ A M I ］ acute myocardial infarction
狭心症《きょうしんしょう》 ➡ ［ A P ］ angina pectoris
大動脈弁閉鎖不全《だいどうみゃくべんへいさふぜん》 ➡ ［ A R ］ aortic (valve) regurgitation
大動脈弁狭窄《きょうさく》 ➡ ［ A S ］ aortic (valve) stenosis
閉塞性動脈硬化症《へいそくせいどうみゃくこうかしょう》 ➡ ［ A S O ］ arteriosclerosis obliterans
大動脈弁形成術《けいせいじゅつ》 ➡ ［ A V P ］ aortic valve plasty
大動脈弁置換《ちかん》 ➡ ［ A V R ］ aortic valve replacement
C 冠動脈《かんどうみゃく》バイパス術《じゅつ》 ➡ ［ C A B G ］ coronary artery bypass grafting
冠動脈造影《ぞうえい》 ➡ ［ C A G ］ coronary angiography
完全房室《かんぜんぼうしつ》ブロック ➡ ［ C A V B ］ complete atrioventricular block
うっ血性心不全《けつせいしんふぜん》 ➡ ［ C H F ］ congestive heart failure
総腸骨動脈《そうちょうこつどうみゃく》 ➡ ［ C I A ］ common iliac artery
心拍出量《しんはくしゅつりょう》 ➡ ［ C O ］ cardiac output
心胸郭比《しんきょうかくひ》 ➡ ［ C T R ］ cardiothoracic ratio
中心静脈《ちゅうしんじょうみゃく》 ➡ ［ C V ］ central venous

［ ］のうしろに
フルスペルも
書いてみよう

略語は、表記が同じでも意味が全く異なるものがあるので注意しましょう。

循環器でよく使われる略語…2

習得のコツ 気になる略語に出合ったら、その時すぐに調べてみましょう。

次の日本語に合う略語を［　　］に書き込んで覚えよう！

D 拡張型心筋症《かくちょうがたしんきんしょう》 ➡ ［ D C M ］ dilated cardiomyopathy
深部静脈血栓《しんぶじょうみゃくけっせん》 ➡ ［ D V T ］ deep venous (vein) thrombosis
E 心電図 ➡ ［ E C G ］ electrocardiogram
体外式膜型人工肺《たいがいしきまくがたじんこうはい》 ➡ ［ E C M O ］ extracorporeal membrane oxygenation
F 血流予備量比 ➡ ［ F F R ］ fractional flow reserve
H 肥大型心筋症《ひだいがたしんきんしょう》 ➡ ［ H C M ］ hypertrophic cardiomyopathy
心拍数 ➡ ［ H R ］ heart rate
I 大動脈内《だいどうみゃくない》バルーンポンプ ➡ ［ I A B P ］ intra-aortic balloon pump
植込《うえこ》み型除細動器《がたじょさいどうき》 ➡ ［ I C D ］ implantable cardioverter defibrillator
感染性心内膜炎《かんせんせいしんないまくえん》 ➡ ［ I E ］ infective endocarditis
虚血性心疾患《きょけつせいしんしっかん》 ➡ ［ I H D ］ ischemic heart disease
下大静脈《かだいじょうみゃく》 ➡ ［ I V C ］ inferior vena cava
L 左《さ》（心《しん》）房《ぼう》 ➡ ［ L A ］ left atrial
左前下行枝《ひだりぜんかこうし》 ➡ ［ L A D ］ left anterior descending artery
左脚《さきゃく》 ➡ ［ L B B ］ left bundle branch
左回旋枝《ひだりかいせんし》（回旋枝《かいせんし》） ➡ ［ LCX(CX) ］ left circumflex artery
左冠動脈主幹部《ひだりかんどうみゃくしゅかんぶ》 ➡ ［ L M T ］ left main trunk
左《さ》（心《しん》）室《しつ》 ➡ ［ L V ］ left ventricle
左室駆出率《さしつくしゅつりつ》 ➡ ［ L V E F ］ left ventricular ejection fraction
M 心筋梗塞《しんきんこうそく》 ➡ ［ M I ］ myocardial infarction
僧帽弁閉鎖不全《そうぼうべんへいさふぜん》 ➡ ［ M R ］ mitral (valve) regurgitation
磁気共鳴像《じききょうめいぞう》 ➡ ［ M R I ］ magnetic resonance imaging
僧帽弁狭窄《きょうさく》 ➡ ［ M S ］ mitral (valve) stenosis
僧帽弁置換術《ちかんじゅつ》 ➡ ［ M V R ］ mitral valve replacement

声に出して読み、耳で聞きながら覚えていくと視覚と聴覚が刺激され覚えやすくなります。

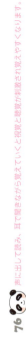

資料編

循環器でよく使われる略語…3

習得のコツ 覚えた略語はどんどん使いましょう。

次の日本語に合う略語を［　　］に書き込んで覚えよう！

肺動脈弁閉鎖症の略語も「PA」です 注意しましょう！

P	肺動脈《はいどうみゃく》	➡	［ P A ］	pulmonary artery
	経皮的冠動脈形成術《けいひてきかんどうみゃくけいせいじゅつ》	➡	［ P C I ］	percutaneous coronary intervention
	経皮的心肺補助装置《しんぱいほじょそうち》	➡	［ P C P S ］	percutaneous cardiopulmonary support
	肺動脈楔入圧《せつにゅうあつ》	➡	［ P C W P ］	pulmonary capillary wedge pressure
	肺塞栓症《はいそくせんしょう》	➡	［ P E ］	pulmonary embolism
	ペースメーカ	➡	［ P M ］	pacemaker
	肺動脈弁閉鎖不全《はいどうみゃくべんへいさふぜん》	➡	［ P R ］	pulmonary regurgitation
	肺動脈弁狭窄《きょうさく》	➡	［ P S ］	pulmonary stenosis
Q	生活の質	➡	［ Q O L ］	quality of life
R	右《う》（心《しん》）房《ぼう》	➡	［ R A ］	right atrium
	右冠動脈《みぎかんどうみゃく》	➡	［ R C A ］	right coronary artery
	右《う》（心《しん》）室《しつ》	➡	［ R V ］	right ventricle
	経皮的動脈血酸素飽和度《どうみゃくけつさんそほうわど》	➡	［ SpO_2 ］	saturation of percutaneous oxygen
	上大静脈《じょうだいじょうみゃく》	➡	［ S V C ］	superior vena cava
T	胸部大動脈瘤《きょうぶだいどうみゃくりゅう》	➡	［ T A A ］	thoracic aortic aneurysm
	経食道心《けいしょくどうしん》エコー検査	➡	［ T E E ］	transesophageal echocardiography
	三尖弁閉鎖不全《さんせんべんへいさふぜん》	➡	［ T R ］	tricuspid (valve) regurgitation
	三尖弁狭窄	➡	［ T S ］	tricuspid (valve) stenosis
	三尖弁	➡	［ T V ］	tricuspid valve
	三尖弁置換術《ちかんじゅつ》	➡	［ T V R ］	tricuspid valve replacement
U	不定狭心症《ふていきょうしんしょう》	➡	［ U A P ］	unstable angina pectoris
	心《しん》エコー図《ず》	➡	［ U C G ］	ultrasonic cardiogram
V	心室細動《しんしつさいどう》	➡	［ V F ］	ventricular fibrillation
	心室頻拍《しんしつひんぱく》	➡	［ V T ］	ventricular tachycardia

ほかの略語にもチャレンジしよう（ダウンロード資料）

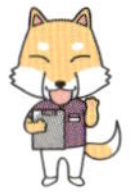

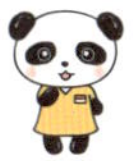

42

循環器で使われる略語…1

習得のコツ 聞いたとき、カルテで見たときなど、何度も書いてみましょう。

次の日本語に合う略語を［　］に書き込んで覚えよう！

A
- 足関節上腕血圧比《そくかんせつじょうわんけつあつひ》 ➡［ A B I ］ ankle brachial index
- 成人先天性心疾患《せいじんせんてんせいしんしっかん》 ➡［ A C H D ］ adult congenital heart disease
- 人生会議（アドバンスケアプランニング） ➡［ A C P ］ advance care planning
- 活性化凝固時間《かっせいかぎょうこじかん》 ➡［ A C T ］ activated clotting time
- 米国心臓協会《べいこくしんぞうきょうかい》 ➡［ A H A ］ American Heart Association
- 心房性《しんぼうせい》ナトリウムペプチド ➡［ A N P ］ atrial natriuretic peptide
- 心房中隔欠損《ちゅうかくけっそん》 ➡［ A S D ］ atrial septal defect
- 適応補助換気《てきおうほじょかんき》 ➡［ A S V ］ adaptive servo-ventilation
- 心房頻拍《ひんぱく》 ➡［ A T ］ atrial tachycardia
- 前脛骨動脈《ぜんけいこつどうみゃく》 ➡［ A T A ］ anterior tibial artery
- 大動脈弁弁口面積《だいどうみゃくべんべんこうめんせき》 ➡［ A V A ］ aortic valve area
- 房室結節《ぼうしつけっせつ》リエントリー性頻拍《せいひんぱく》 ➡［ A V N R T ］ atrioventricular nodal reentrant tachycardia
- 房室回帰性《かいきせい》頻拍 ➡［ A V R T ］ atrioventricular reciprocating tachycardia
- 房室中隔欠損《ちゅうかくけっそん》 ➡［ A V S D ］ atrioventricular septal defect

B
- 一次救命処置《いちじきゅうめいしょち》 ➡［ B L S ］ basic life support
- 体格指数 ➡［ B M I ］ body mass index
- 脳性《のうせい》（B型《がた》）ナトリウム利尿《りにょう》ペプチド ➡［ B N P ］ brain natriuretic peptide
- 血糖《けっとう》 ➡［ B S ］ blood sugar

C
- 冠動脈疾患集中治療室《かんどうみゃくしっかんしゅうちゅうちりょうしつ》 ➡［ C C U ］ coronary care unit
- 先天性心疾患 ➡［ C H D ］ congenital heart disease
- 持続的血液濾過透析《じぞくてきけつえきろかとうせき》 ➡［ C H D F ］ continuous hemodiafiltration
- 心係数《しんけいすう》 ➡［ C I ］ cardiac index

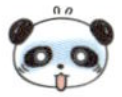

略語は日本語とペアで覚えると患者さんへの説明もスムーズです。

循環器で使われる略語…2

習得のコツ フルスペルも記録しておくと関連する略語を覚えやすくなります。

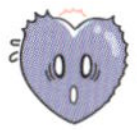

次の日本語に合う略語を［　］に書き込んで覚えよう！

C
- クレアチンキナーゼ ➡［ C K ］ creatine kinase
- 慢性腎臓病《まんせいじんぞうびょう》 ➡［ C K D ］ chronic kidney disease
- クレアチンキナーゼ MB 分画《ぶんが》 ➡［ C K - M B ］ creatine kinase MB
- 完全左脚《かんぜんさきゃく》ブロック ➡［ C L B B B ］ complete left bundle branch block
- 慢性閉塞性肺疾患《へいそくせいはいしっかん》 ➡［ C O P D ］ chronic obstructive pulmonary disease
- 持続的陽圧換気《じぞくてきようあつかんき》 ➡［ C P A P ］ continuous positive airway pressure
- 心肺蘇生法《しんぱいそせいほう》 ➡［ C P R ］ cardiopulmonary resuscitation
- 心肺運動負荷試験《うんどうふかしけん》 ➡［ C P X ］ cardiopulmonary exercise testing
- 完全右脚《かんぜんうきゃく》ブロック ➡［ C R B B B ］ complete right bundle branch block
- 心臓再同期療法《しんぞうさいどうきりょうほう》 ➡［ C R T ］ cardiac resynchronization therapy
- 毛細血管再充満時間《もうさいけっかんさいじゅうてんじかん》 ➡［ C R T ］ capillary refilling time

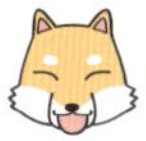

同じ略語「CRT」でも意味が異なります

- クリニカルシナリオ ➡［ C S ］ clinical scenario
- 中枢性睡眠時無呼吸《ちゅうすうせいすいみんじむこきゅう》 ➡［ C S A ］ central sleep apnea
- コンピューター断層造影《だんそうぞうえい》 ➡［ C T ］ computed tomography
- 慢性完全閉塞 ➡［ C T O ］ chronic total occlusion
- 脳血管障害《のうけっかんしょうがい》 ➡［ C V A ］ cerebral vascular accident
  (CVD：cerebral vascular disorder)

「脳血管障害」の略語は２通りあります

- 心臓血管疾患 ➡［ C V D ］ cardiovascular disease
- 中心静脈圧《ちゅうしんじょうみゃくあつ》 ➡［ C V P ］ central venous pressure

施設や診療科によって異なることもあるので要注意！

資料編 －Webコンテンツ－

循環器で使われる略語…3

習得のコツ 1 日 5 分、覚えやすい単語から声に出して読んでみましょう。

次の日本語に合う略語を［　　］に書き込んで覚えよう！

D 解離性大動脈瘤《かいりせいだいどうみゃくりゅう》 ➡［ D A A ］dissecting aortic aneurysm
2 剤併用抗血小板療法《ざいへいようこうけっしょうばんりょうほう》 ➡［ D A P T ］dual antiplatelet therapy
大腿深動脈《だいたいしんどうみゃく》 ➡［ D F A ］deep femoral artery
直接経口抗凝固薬《ちょくせつけいこうこうぎょうこやく》 ➡［ D O A C ］direct oral anticoagulants
労作時呼吸困難《ろうさじこきゅうこんなん》 ➡［ D O E ］dyspnea on exertion

E 根拠《こんきょ》に基《もと》づく医療《いりょう》 ➡［ E B M ］evidence-based medicine
体外式限外濾過法《たいがいしきげんがいろかほう》 ➡［ E C U M ］extracorporeal ultrafiltration method
駆出率《くしゅつりつ》 ➡［ E F ］ejection fraction
電気生理学的検査《でんきせいりがくてきけんさ》 ➡［ E P S ］electrophysiology study
欧州心臓病学会《おうしゅうしんぞうびょうがっかい》 ➡［ E S C ］European Society of Cardiology
腹部《ふくぶ》大動脈ステントグラフト内挿術《ないそうじゅつ》 ➡［ E V A R ］endovascular aneurysm repair

F 吸入酸素濃度《きゅうにゅうさんそのうど》 ➡［ F i O_2 ］fraction of inspiratory oxygen

H 左室駆出率《さしつくしゅつりつ》が軽度低下《けいどていか》した心不全《しんふぜん》 ➡［ H F m r E F ］
heart failure with mildly-reduced ejection fraction
左室駆出率の保《たも》たれた心不全 ➡［ H F p E F ］
heart failure with preserved ejection fraction
左室駆出率が改善《かいぜん》した心不全 ➡［ H F r e c E F ］
heart failure with recovered ejection fraction
左室駆出率の低下した心不全 ➡［ H F r E F ］
heart failure with reduced ejection fraction
高血圧症《こうけつあつしょう》 ➡［ H T ］hypertension

同じ略語でも、状況によって意味が異なります
一般では「DM」は Direct Mail ですが、
医療では diabetes mellitus（糖尿病）です

『NEW 循環器ナース 1 年生 0 から学べて自分でつくれる はじめての看護ノート』2025 ©メディカ出版

資料編 －Webコンテンツ－

循環器で使われる略語…4

習得のコツ 疾患に関連する略語をひも付けしていくと覚えやすいです。

次の日本語に合う略語を［　　］に書き込んで覚えよう！

I 特発性心筋症《とくはつせいしんきんしょう》 ➡［ I C M ］ideopathic cardiomyopathy
集中治療室《しゅうちゅうちりょうしつ》 ➡［ I C U ］intensive care unit
血管内超音波《けっかんないちょうおんぱ》 ➡［ I V U S ］intravascular ultrasound

L 左心耳《さしんじ》 ➡［ L A A ］left atrial appendage
左脚《さきゃく》ブロック ➡［ L B B B ］left bundle branch block
左冠動脈《ひだりかんどうみゃく》 ➡［ L C A ］left coronary artery
左内胸動脈《ひだりないきょうどうみゃく》 ➡［ L I T A ］left internal thoracic artery
低心拍出量症候群《ていしんはくしゅつりょうしょうこうぐん》 ➡［ L O S ］low output syndrome
左心補助人工心臓《さしんほじょじんこうしんぞう》 ➡［ L V A D ］left ventricular assist device
左室造影《さしつぞうえい》 ➡［ L V G ］left ventriculography

M 僧帽弁輪形成術《そうぼうべんりんけいせいじゅつ》 ➡［ M A P ］mitral annuloplasty
平均動脈圧《へいきんどうみゃくあつ》 ➡［ M A P ］mean arterial pressure
平均血圧《けつあつ》 ➡［ M B P ］mean blood pressure
核磁気共鳴画像診断《かくじききょうめいがぞうしんだん》による冠動脈撮影《かんどうみゃくさつえい》 ➡［ M R C A ］
magnetic resonance coronary angiography
僧帽弁逸脱症《いつだつしょう》 ➡［ M V P ］mitral valve prolapse

「IMPELLA」は循環補助用心内留置型ポンプカテーテルの商品名です
機械の羽根車を意味する「impellar」に由来しています

循環器で使われる略語…5

習得のコツ 本書のそれぞれのページに関連する略語を書き込んでみましょう。

次の日本語に合う略語を［　　］に書き込んで覚えよう！

N 非観血的血圧《ひかんけつてきけつあつ》 ➡［ NIBP ］non-invasive blood pressure

非侵襲的陽圧換気《ひしんしゅうてきようあつかんき》 ➡［ NPPV ］noninvasive positive pressure ventilation

非《ひ》ST上昇型急性冠症候群《じょうしょうがたきゅうせいかんしょうこうぐん》 ➡［ NSTE-ACS ］non-ST-elevation acute coronary syndrome

非ST上昇型心筋梗塞《しんきんこうそく》 ➡［ NSTEMI ］non-ST-elevation myocardial infarction

非持続性心室頻拍《ひじぞくせいしんしつひんぱく》 ➡［ NSVT ］nonsustained ventricular tachycardia

N末端《まったん》プロ脳性《のうせい》（B型《がた》）ナトリウム利尿《りにょう》ペプチド ➡［ NT-proBNP ］N-terminal pro-brain natriuretic peptide

ニューヨーク心臓協会《しんぞうきょうかい》 ➡［ NYHA ］New York Heart Association

O 直視下僧帽弁交連切開術《ちょくしかそうぼうべんこうれんせっかいじゅつ》 ➡［ OMC ］open mitral commissurotomy

陳旧性《ちんきゅうせい》心筋梗塞 ➡［ OMI ］old myocardial infarction

至適薬物療法《してきやくぶつりょうほう》 ➡［ OMT ］optimal medical therapy

閉塞型睡眠時無呼吸《へいそくがたすいみんじむこきゅう》 ➡［ OSA ］obstructive sleep apnea

P 腓骨動脈《ひこつどうみゃく》 ➡［ PA ］peroneal artery

肺動脈弁閉鎖症《はいどうみゃくべんへいさしょう》 ➡［ PA ］pulmonary atresia

心房期外収縮《しんぼうきがいしゅうしゅく》 ➡［ PAC ］premature atrial contraction（APC：atrial premature contraction）

「心房期外収縮」の略語は2通りあります

動脈血二酸化炭素分圧《どうみゃくけつにさんかたんそぶんあつ》 ➡［ $PaCO_2$ ］arterial partial pressure of carbon dioxide

末梢動脈疾患《まっしょうどうみゃくしっかん》 ➡［ PAD ］peripheral artery disease

動脈血酸素《さんそ》分圧 ➡［ PaO_2 ］arterial partial pressure of oxygen

肺動脈圧 ➡［ PAP ］pulmonary artery pressure

深い集中を持続させられる時間は15分と言われています。1日15分からトライ！

循環器で使われる略語…6

習得のコツ 略語を覚えるには、「読む・書く・使う」回数を重ねましょう！

次の日本語に合う略語を［　　］に書き込んで覚えよう！

P 動脈管開存《どうみゃくかんかいぞん》 ➡［ PDA ］patent ductus arteriosus

陽電子放射線断層撮影《ようでんしほうしゃせんだんそうさつえい》 ➡［ PET ］positron emission tomography

卵円孔開存《らんえんこうかいぞん》 ➡［ PFO ］patent foramen ovale

肺高血圧《はいこうけつあつ》 ➡［ PH ］pulmonary hypertension

経皮的古典的《けいひてきこてんてき》バルーン血管形成術《けっかんけいせいじゅつ》 ➡［ POBA ］percutaneous old balloon angioplasty

膝窩動脈《しっかどうみゃく》 ➡［ POP ］popliteal artery

圧支持換気《あつしじかんき》 ➡［ PSV ］pressure support ventilation

発作性上室頻拍《ほっさせいじょうしつひんぱく》 ➡［ PSVT ］paroxysmal supraventricular tachycardia

後脛骨動脈《こうけいこつどうみゃく》 ➡［ PTA ］posterior tibial artery

肺血栓塞栓症《はいけっせんそくせんしょう》 ➡［ PTE ］pulmonary thromboembolism

プロトロンビン時間国際標準比《じかんこくさいひょうじゅんひ》 ➡［ PT-INR ］prothrombin time-international normalized ratio

経皮的僧帽弁交連切開術《そうぼうべんこうれんせっかいじゅつ》 ➡［ PTMC ］percutaneous transvenous mitral commissurotomy

経皮的中隔心筋焼灼術《ちゅうかくしんきんしょうしゃくじゅつ》 ➡［ PTSMA ］percutaneous transluminal septal myocardial ablation

心室期外収縮《しんしつきがいしゅうしゅく》 ➡［ PVC ］premature ventricular contraction（VPC：ventricular premature contraction）

「心室期外収縮」の略語も2通りあります

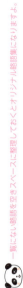

英語表記をローマ字読みした頭の部分に「る」をつけた医療者独特の略語が多数あります

- 「デコる」は心不全状態に陥ることで、decompensation（代償不全）の略
- 「アポる」は脳卒中で倒れることを意味し、apoplexy（脳卒中、脳梗塞、脳出血）の略

一覧にない略語を空きスペースに整理しておくとオリジナル略語集になりますよ。

資料編 −Webコンテンツ−

循環器で使われる略語…7

習得のコツ 毎日コツコツ、継続は力なり！

次の日本語に合う略語を［　　］に書き込んで覚えよう！

R 右心耳《うしんじ》 ➡［ R A A ］ right atrial appendage

レニン・アンジオテンシン・アルドステロン ➡［ R A A ］ renin-angiotensin-aldosterone

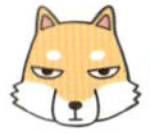

ここにも同じ略語で意味が異なる用語があります

右房圧《うぼうあつ》 ➡［ R A P ］ right atrial pressure

鎮静評価《ちんせいひょうか》スケール ➡［ R A S S ］ Richmond Agitation-Sedation Scale

右脚《うきゃく》ブロック ➡［ R B B B ］ right bundle-branch block

右内胸動脈《みぎないきょうどうみゃく》 ➡［ R I T A ］ right internal thoracic artery

右室圧《うしつあつ》 ➡［ R V P ］ right ventricular pressure

S 睡眠時無呼吸症候群《すいみんじむこきゅうしょうこうぐん》 ➡［ S A S ］ sleep apnea syndrome

自発覚醒《じはつかくせい》トライアル ➡［ S A T ］ spontaneous awakening trial

収縮期血圧《しゅうしゅくきけつあつ》 ➡［ S B P ］ systolic blood pressure

浅大腿動脈《せんだいたいどうみゃく》 ➡［ S F A ］ superficial femoral artery

洞不全症候群《どうふぜんしょうこうぐん》 ➡［ S S S ］ sick sinus syndrome

ST 上昇型心筋梗塞《じょうしょうがたしんきんこうそく》 ➡［ S T E M I ］ ST-elevation myocardial infarction

大伏在静脈《だいふくざいじょうみゃく》グラフト ➡［ S V G ］ saphenous vein graft

持続性心室頻拍《じぞくせいしんしつひんぱく》 ➡［ S V T ］ sustained ventricular tachycardia

『NEW 循環器ナース１年生 0 から学べて自分でつくれる はじめての看護ノート』2025 ©メディカ出版

資料編 −Webコンテンツ−

循環器で使われる略語…8

習得のコツ 完成後は、略語を書き出し、次は意味を書いてみましょう！

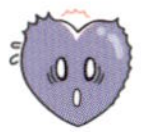

次の日本語に合う略語を［　　］に書き込んで覚えよう！

T 胸腹部大動脈瘤《きょうふくぶだいどうみゃくりゅう》 ➡［ T A A A ］ thoracoabdominal aortic aneurysm

三尖弁弁輪形成術《さんせんべんべんりんけいせいじゅつ》 ➡［ T A P ］ tricuspid annuloplasty

経《けい》カテーテル的大動脈弁留置術《てきだいどうみゃくべんりゅうちじゅつ》 ➡［ T A V I ］ transcatheter aortic valve implantation

経カテーテル的大動脈弁置換術《ちかんじゅつ》 ➡［ T A V R ］ transcatheter aortic valve replacement

胸部大動脈ステントグラフト内挿術《ないそうじゅつ》 ➡［ T E V A R ］ thoracic endovascular aortic repair

大血管転位症《だいけっかんてんいしょう》 ➡［ T G A ］ transposition of the great arteries

一過性脳虚血発作《いっかせいのうきょけつほっさ》 ➡［ T I A ］ transient ischemic attack

ファロー四徴症《しちょうしょう》 ➡［ T O F ］ tetralogy of Fallot

経胸壁心《けいきょうへきしん》エコー検査 ➡［ T T E ］ transthoracic echocardiography

V 補助人工心臓《ほじょじんこうしんぞう》 ➡［ V A D ］ ventricular assist device

静動脈対外膜型人工肺《じょうどうみゃくたいがいまくがたじんこうはい》 ➡［ V A - E C M O ］ veno-arterial extracorporeal membrane oxygenation

心室中隔欠損《しんしつちゅうかくけっそん》 ➡［ V S D ］ ventricular septal defect

心室中隔穿孔《せんこう》 ➡［ V S P ］ ventricular septal perforation

W 着用型自動除細動器《ちゃくようがたじどうじょさいどうき》 ➡［ W C D ］ wearable cardioverter defibrillator

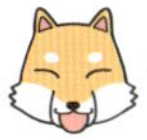

「WBC」には white blood cell（白血球）と World Baseball Classic の２つの意味があります

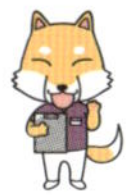

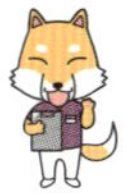

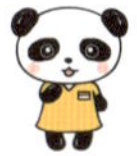

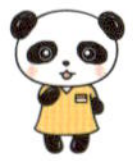

47